rororo

rororo

Rashid Hamid wurde 1992 in Hamburg geboren, seine Eltern stammen aus Afghanistan. Nachdem er 2013 seine Ausbildung als Altenpfleger abgeschlossen hatte, gründete er 2021 seinen eigenen Pflegedienst und teilte erste Videos von sich und seinen Klienten bei TikTok unter @pflege.smile. Mittlerweile folgen ihm dort und bei Instagram jeweils über 600 000 Menschen. Rashid Hamid ist verheiratet und hat zwei Kinder.

Die berührenden Lebensgeschichten von Rashids Patienten bauen Brücken, nehmen die Distanz zu oft umschifften Themen wie Alter, Pflege und Krankheit. Wunderbar warmherzig erzählt Pflege-Influencer Rashid Hamid vom Wert der Freundschaft und davon, wie viel der Austausch mit der Online-Community auch den Patientinnen und Patienten bedeutet und sie wieder stärker am Leben teilhaben lässt.

«Über eine halbe Million Menschen, die uns folgen, kommentieren, teilhaben und mitmachen, wenn es um etwas geht, sind kein Klacks. Sie verändern wirklich etwas. Wir alle zusammen verändern etwas. Das ist eine unschlagbare Erfahrung.»

«Dafür, dass man diese Menschen, die unseren Respekt, unsere Hilfe und auch ein wenig von unserer Zeit verdient haben, weiterhin sieht, mache ich das.»

Rashid Hamid

Rashid Hamid
mit Judith Schneiberg

Freundschaft kennt kein Alter

Wie Oma Lotti und alle anderen mein Leben verändert haben

Rowohlt Taschenbuch Verlag

3. Auflage Juni 2025
Originalausgabe
Veröffentlicht im Rowohlt Taschenbuch Verlag,
Kirchenallee 19, 20099 Hamburg, Juni 2025

Covergestaltung zero-media.net, München
Coverabbildung Yvonne Schmedemann
Satz aus der Cardea OT
Gesamtherstellung CPI books GmbH, Leck
ISBN 978-3-499-01664-6

Kontaktadresse nach EU-Produktsicherheitsverordnung:
produktsicherheit@rowohlt.de

MIX
Papier | Fördert gute Waldnutzung
FSC® C083411

Inhalt

Für Oma Lotti – eine Freundin fürs Leben

Es gibt Begegnungen im Leben, die alles verändern. Oma Lotti war für mich genau so eine Begegnung. Sie war nicht nur eine Patientin, nicht nur eine ältere Dame – sie war meine beste Freundin.

Für sie spielten Alter, Herkunft oder Unterschiede keine Rolle. Sie nahm die Menschen so an, wie sie waren – offen, neugierig und voller Lebensfreude. Niemals scheute sie sich davor, Neues auszuprobieren, und genau das machte sie zu einem ganz besonderen Menschen.

Unsere Freundschaft hat mir gezeigt, dass wahre Verbindung keine Grenzen kennt – nicht die der Generationen und nicht die des Lebenswegs. Was wirklich zählt, ist ein gutes Herz, und ihres war voller Wärme.

Sie hat das Leben geliebt, viel gelacht und war glücklich. Dank euch durfte Oma Lotti noch einmal unvergessliche Erinnerungen sammeln. Ihr habt ihr so viel Freude geschenkt – und dafür bin ich unendlich dankbar.

Dieses Kapitel ist nicht nur meine Geschichte – es ist unsere Geschichte. Die Geschichte einer besonderen Freundschaft, die für immer in meinem Herzen bleiben wird.

In liebevoller Erinnerung
Rashid Hamid

Einleitung
Freunde fürs Leben

Ich weiß noch genau, wie ich sie damals das erste Mal zusammen gesehen habe. Ich hatte gerade mein Auto auf dem Parkplatz abgestellt, mein Handy und meinen Schlüsselbund geschnappt und wollte vor Feierabend noch schnell bei Erwin reinspringen, um nach ihm zu sehen. Einfach so, weil ich mich gerne mit eigenen Augen überzeugen wollte, dass es ihm gut geht. Ich hatte ihn nicht erreichen können, als ich eine Viertelstunde vorher angerufen hatte, obwohl er normalerweise um diese Zeit ziemlich sicher zu Hause war.

Als ich aus dem Auto stieg, wusste ich, warum er nicht ans Telefon gegangen war. Er kam gerade erst vor seiner Haustür an. Seinen Rollator schob er in seinem üblichen langsamen Tempo vor sich her, und neben ihm ging diese alte Dame mit grauen Locken auf ihren Stock gestützt. Ihre andere Hand hatte sie auf seinen Unterarm gelegt. Erwin sagte etwas, das ich nicht verstehen konnte, und sie, das konnte ich zumindest sehen, sagte in einem fort: «Ja, ja, ja», und nickte dabei. Heute weiß ich genau, wie es geklungen haben muss, dieses *Ja*. Ich kenne sogar die kleinsten Unterschiede im Tonfall und weiß, wann dieses *Ja* eigentlich *Vielleicht* bedeutet oder *Aber sicher doch* oder *Ist mir doch egal ...*

Die Frau, die ich da neben Erwin sah, war seine Freundin Lotti. Er hatte mir schon oft von ihr erzählt, aber bisher waren wir uns noch nie über den Weg gelaufen. Ich blieb in einiger Entfernung stehen, um das Bild, das sie zusammen abgaben, zu bewundern. Es rührte mich total, wie die zwei da gemeinsam ganz langsam gingen, ein bisschen wie aus der Welt gefallen, während auf der Straße Autos flitzten, ein Hund vorbeischoss und ein kleiner Junge auf dem Laufrad seinem Vater hinterherjagte. Die beiden blieben völlig unberührt davon und sahen aus wie ein altes glückliches Ehepaar. Dabei wusste ich, dass sie kein Paar waren, sondern einfach nur wirklich gute Freunde, die unzertrennlich geworden waren.

Sie hatten sich vor vielen Jahren in der Kirche kennengelernt, die sie damals noch regelmäßig besuchten. Im Gespräch hatten sie festgestellt, dass Erwin sich nicht gut ernährte, weil er niemanden hatte, der für ihn kochte, und Lotti jemanden brauchte, der ihr half, ihre Post und den ganzen Schreibkram zu erledigen, der monatlich anfiel. Also beschlossen sie, sich gegenseitig zu unterstützen. Ich gehe davon aus, dass sie sich außerdem von Anfang an gerne mochten. Schließlich lässt man nicht jeden sein Essen kochen oder seine Post durchschauen.

Seitdem machte sich Erwin jeden Tag auf den Weg zu Lotti, um bei ihr zu essen und ihre Schreibtischarbeit zu erledigen. Er brauchte eine Dreiviertelstunde für die achthundert Meter zu ihrer Wohnung. Aber das hinderte ihn nicht. Über all die Jahre war eine so enge Freundschaft zwischen den beiden gewachsen, dass sie füreinander wahrscheinlich noch viel weiter und länger gelaufen wären.

An diesem Tag, an dem ich sie auf dem Gehsteig vor seiner Wohnung sah, schien Lotti Erwin ausnahmsweise zurückzubegleiten. Wahrscheinlich hatte sie beschlossen, sich noch ein wenig bewegen zu müssen. Es war Sommer und wurde erst gegen 22 Uhr wirklich dunkel. Die Zeit sollte also für den Heimweg reichen. Es war erst halb acht ☺. Ich ging auf die zwei alten Leutchen zu. Sie hatten mich noch nicht gesehen. Oder vielmehr Erwin, denn Lotti kannte mich ja gar nicht. Für sie wäre ich einfach einer der vielen schnellen Menschen um sie herum gewesen, wenn Erwin nicht freudig gewunken und zu mir herübergerufen hätte, als er mich erkannte. Er stellte Lotti und mich einander vor und freute sich aufrichtig, mich zu sehen. Und ich freute mich auch sehr, vor allem darüber, Lotti endlich kennenzulernen. Als ich ihr sagte, wie viel Erwin schon von ihr erzählt habe, bekam ich den Eindruck, dass die Freude nur meinerseits zu sein schien. Lotti lächelte zwar nett und sagte freundlich: «Guten Tag», aber sehr viel mehr Aufmerksamkeit bekam ich nicht. Dann tätschelte sie Erwin die Hand, sagte: «Auf Wiedersehen, morgen sehen wir uns, nicht wahr?», mit diesem speziellen Akzent, von dem ich heute weiß, dass er aus ihrer preußischen Heimat stammt. Erwin strahlte mich an und sagte: «Es gibt Kartoffeln mit Spinat.» Lotti nickte noch einmal höflich zu mir rüber, drehte sich um und ging wieder in die Richtung, aus der sie gekommen waren. Ganz langsam, mit aller Zeit der Welt im Rücken.

Sie hatte bei unserer ersten Begegnung mit ihrer Art Eindruck auf mich gemacht, die gute Lotti. Ich glaube, das hört man, wenn ich von ihr erzähle. Und heute gehört sie zu meinem Leben, wie damals zu Erwins.

Gar nicht lange nach diesem Zusammentreffen auf der Straße, circa eineinhalb Jahre später, musste Erwin wegziehen. Er sollte in einem Heim in der Nähe seines Sohnes betreut werden. Erwins größte Sorge galt dabei seiner Freundin Lotti. Wer würde sich um sie kümmern und nach ihr schauen?

Dann kam er darauf, mich zu fragen. In den zwei Jahren, die ich ihn im Rahmen meines Pflegedienstes täglich versorgt hatte, waren auch wir zu richtig guten Freunden geworden. Wir hatten uns immer was zu erzählen und haben viel gelacht. Ich war sehr gerne mit Erwin zusammen und freute mich jeden Tag auf meine Einheit bei ihm, wobei ich immer ein bisschen Extrazeit mitbrachte. Es war das Naheliegendste, dass ich Lotti in meinen Pflegedienst aufnahm. So gab mein lieber Freund Erwin die Fürsorge für seine geliebte Freundin Lotti an mich ab. Natürlich war sie allein schon deswegen von Anfang an etwas Besonderes für mich.

Leider haben weder ich noch Lotti Erwin seit seinem Umzug gesehen, weil es einfach zu weit weg ist von Hamburg. Da hilft auch die engste Freundschaft nichts, um diese Distanz zu überwinden. Nur das Telefon ermöglicht es den beiden, jeden Tag voneinander zu hören und zu erfahren, ob es dem anderen gut geht – immerhin. Oft wartet Lotti, bis ich während meiner Frühschicht bei ihr bin, damit wir zusammen mit Erwin sprechen können.

Mittlerweile ist aus der einen Freundschaft die nächste gewachsen, und Oma Lotti und ich sind fast so unzertrennlich wie sie und Erwin damals. Sie ist ein Herzensmensch für mich geworden, genauso, wie es Erwin für mich und sie war.

Wenn ich manchmal darüber nachdenke, wie die eine Freundschaft aus der anderen entstanden ist, empfinde ich das als ein riesiges Geschenk, das mir mein Leben gemacht hat. Dabei spielen die vielen Jahre, die Lotti und mich trennen, gar keine Rolle. Im Gegenteil, es ist gerade deswegen so besonders. Mal abgesehen davon, dass Oma Lotti einzigartig und deswegen so liebenswert ist, ist es ihr Alter, das ich als bereichernd empfinde. Ihre ganzen Geschichten sind so interessant und ihre Ansichten manchmal echt der Knaller. Und dass ich diese Dinge mit meiner Community teilen darf, die übrigens ganz meiner Meinung ist, ist das Größte. Lotti hatte den ganzen Zirkus schon vorher über Erwin mitbekommen, der mein erster Social-Media-Star war. Mit ihm war ich mit meinen Videoposts viral gegangen und in ganz Deutschland und über die Grenzen hinaus bekannt geworden. Lotti war dann, als ich sie in meinen Pflegedienst aufnahm, gleich bereit, mitzumachen. Die Community konnte eins zu eins mitverfolgen, wie unsere Freundschaft nach und nach gewachsen ist und Oma Lotti immer mehr aufblühte, auch durch die Aufmerksamkeit der Öffentlichkeit.

Genauso ist es mit noch ein paar anderen meiner Patienten gewesen, die mit der Zeit zu meinen Freunden geworden sind und zu den Lieblingen unserer Community. Kein Video, kein Post, der nicht mindestens Hunderte Kommentare bekam und Zigtausende von Likes. Meine Freunde sind mittlerweile Stars, so wie Erwin es war, und jeder von ihnen wird für etwas anderes gefeiert. In jedem stecken eine ganz spezielle und liebenswerte Persönlichkeit und manchmal auch viel Weisheit und Lebenserfahrung, die sie für mich so besonders machen.

Ich möchte in diesem Buch davon erzählen, was diese Menschen, die mittlerweile eine halbe Million Leute über Instagram, TikTok und YouTube kennen, erlebt haben und wie sie mit ihrem Alter oder ihrer Krankheit umgehen. Ganz oft werden wir online gefragt, woher sie kommen, welche Geschichte sie haben, welchen Beruf sie hatten und so weiter und so weiter. Ich habe alles, was ich weiß, hier zusammengetragen und all das, was ich nicht wusste, nachgefragt und aufgeschrieben, teilweise auch kleine Interviews zu wichtigen Lebensfragen geführt, die hier zu lesen sind. Eigentlich dürften keine Fragen mehr offengeblieben sein und klar werden, was jeden und jede für mich so besonders macht.

Mal abgesehen davon, dass ihr alles über Oma Lotti erfahrt, erzähle ich von meiner Freundschaft mit Heiko und davon, was er erlebt hat. Alle, die ihn kennen, lieben ihn für seinen Wahnsinnshumor, den er sich trotz seiner schlimmen Krankheit, die ihn ans Bett fesselt, bewahrt hat.

Diejenigen, die denken, Barbara hätte sicher eine wilde Vergangenheit gehabt, weil ihre Sprüche einen das einfach vermuten lassen, werden sehen, dass alles ganz anders gewesen ist. Sie hat es geschafft, dass es mir auch mal die Sprache verschlägt. Das ist normalerweise gar nicht so einfach.

Dann ist da noch Thorsten, der Gute. Wer ihn von den Videos kennt, weiß, dass man gar nicht anders kann, als ihn lieb zu haben. Wenn ich euch erzähle, was er alles mitgemacht hat, werdet ihr ihn noch mehr ins Herz schließen, weil es beeindruckend ist, was dieser Typ schon weggesteckt hat und trotzdem lacht.

Und wer Ulli noch nicht kennt, wird Lust bekommen, sie zumindest über unsere Videos kennenzulernen. Sie ist ein weiser Mensch, die mit ihrer Arbeit als Psychologin schon viel bewegt und noch immer so viel Wichtiges weiterzugeben hat. Ihre Geschichte zu erfahren, macht alles noch viel interessanter. Auch für mich.

Die Frau, die zumindest altersmäßig Oma Lotti den Rang abläuft, ist Oma Edith. Ihre Geschichte lässt sich nur mit Yama gemeinsam erzählen. Er ist einer meiner Super-Kollegen und Teamleiter bei Pflege Smile und derjenige, der Oma Edith wirklich nahe ist und sich um sie kümmert. Er hat mich darauf gestoßen, was für eine tolle und beeindruckende Frau diese Omi ist, die, wen wunderts, richtig viel Spannendes zu erzählen hat.

Und wenn wir schon bei den Kollegen sind und über Freundschaft reden, möchte ich an dieser Stelle ein paar Worte zu Seyf oder Lukas, wie er auch heißt, sagen. Er taucht immer wieder in den Posts mit meinen Alten und Kranken auf und auch in diesem Buch. Das liegt daran, dass dieser Typ bei meiner Arbeit, aber auch privat, für mich gar nicht mehr wegzudenken ist. In meinem letzten Buch habe ich schon erzählt, wie wir uns gefunden haben, nämlich als ich jemanden suchte, der mich bei meinen Social-Media-Ideen unterstützt. Mittlerweile ist viel mehr daraus geworden, nämlich eine richtig enge Freundschaft. Seyf und ich teilen unsere Leidenschaft für unseren Beruf als Kranken- und Altenpfleger. Was unseren Einsatz für diese Menschen angeht, haben wir eine ganz ähnliche Auffassung und leben es deswegen sehr ähnlich. Das passt einfach. Wir verbringen oft zusammen Zeit mit unseren Klienten, die wir als unsere Freunde verstehen, und haben dabei auch noch sehr viel Spaß. Unseren Humor teilen wir nämlich auch, und wer mich kennt, weiß, wie wichtig es mir ist, zu lachen, am liebsten und besten mit anderen zusammen. Ich kann nur sagen, wenn ich Seyf nicht hätte, wäre mein Leben nur halb so lustig und mein Job nur halb so schön. Danke dafür, Kumpel!

Sowieso, was wäre unser Leben ohne Freundschaften. Die Verbindungen mit Menschen sind es doch, die unserem Leben einen Wert geben. Zwischen Jung und Alt genauso wie zwischen Kranken und Gesunden. Wir alle leben doch in Wirklichkeit davon, dass wir die anderen haben.

Oma Lotti

«Wenn du lachst, dann lach ich auch»

Mit Oma Lotti verbindet mich eine ganz eigene Beziehung. Alle, die unsere Videos kennen, wissen das. Als ich sie vor fast drei Jahren über Erwin kennenlernte, hätte ich mir niemals vorstellen können, so eine enge Bindung mit einem mehr als sechzig Jahre älteren Menschen aufzubauen, aber so kam es. Manche der Bilder auf unseren Social-Media-Kanälen zeigen die Veränderung unseres Verhältnisses richtig deutlich – wie wir nach und nach Vertrauen aufgebaut haben und wie nahe wir uns mittlerweile sind.

Auch in den Herzen unserer Community hat Oma Lotti einen besonderen Platz. Auf jeden Post mit ihr reagieren die Leute mit riesiger Freude, tausend Herzchen und Entzücken. Oma Lotti ist einfach liebenswert, da gibt es kaum geteilte Meinungen!

Was das ist, was Oma Lotti und ich da haben, lässt sich trotzdem nicht so leicht festlegen und in Worte fassen. Klar, in erster Linie bin ich ihr Pfleger. Unser Dienst fährt dreimal täglich bei ihr vorbei, um ihr Medikamente zu verabreichen und Kompressionsstrümpfe morgens an- und abends wieder auszuziehen. Das ist nämlich gar nicht so einfach für einen Menschen mit dreiundneunzig Jahren, der nur noch wenig Kraft in den Fingern hat und sich nicht mehr so gut nach vorne beugen kann. Ich selbst übernehme diese Dienste bei ihr regelmäßig, um nach ihr zu sehen und sicherzustellen, dass es ihr gut geht. Ehrlich gesagt ist das aber nicht der Grund, warum ich zu ihr fahre. Ich würde das alles auch so für sie tun, ohne dass die Pflegekasse übernimmt. Denn ich verbringe richtig gerne Zeit mit dieser alten Dame mit dem speziellen Akzent, manchmal langen Denkpausen, nach denen sie dann fast immer einen Knaller raushaut, der mich zum Lachen bringt, und diesem riesengroßen Herzen, das mich dort in Empfang nimmt. Deswegen bin ich meistens viel länger bei ihr, als es mein Dienstplan vorsieht, und auch viel öfter.

Einmal war ich vier Tage nicht bei ihr und hab dafür richtig Anschiss kassiert: «Wo warst du? Du warst nicht hier!», bekam ich zu hören, als sie mir die Türe öffnete. Und dann konnte sie mich gar nicht mehr loslassen. Sie hielt meinen Arm fest umklammert, legte ihren Kopf immer wieder auf meine Schulter und gab mir ganz klar zu verstehen, wie sehr sie mich vermisst hatte. Sogar ein Küsschen auf die Wange habe ich bekommen. Das kam wirklich unerwartet und hat mich ein klein wenig verlegen gemacht. Sonst ist das nicht so üblich bei uns.

Als ich Oma Lotti einmal fragte, wie sie unser Verhältnis nennen würde, wollte sie sich lieber auf «Kameraden» festlegen. «Freunde» war ihr zu heikel, ich hätte ja schließlich eine Frau, meinte sie. Natürlich habe ich gleich eingewandt, dass man doch trotzdem befreundet sein kann, aber Kameradschaft war ihr lieber. Ja, so ist sie, meine liebe Freundin Lotti – denn eigentlich ist sie das für mich ohne Frage und auf jeden Fall –, immer sehr fein und zurückhaltend und darauf bedacht, keine Grenzen zu überschreiten.

Das Gegenteil von Barbara, die sich gerne einen Spaß daraus macht, das zu tun. Aber das ist es, wofür wir Barbara lieben. Jeder ist anders und jeden Menschen kann man nehmen, wie er ist. Und außerdem wird einem so auf keinen Fall langweilig.

Lotti und ich verbringen unsere Zeit gerne damit zu plaudern. Wir haben uns eigentlich immer etwas zu erzählen. Dabei bekomme ich mal einen Kaffee serviert oder einen Tee, je nach Uhrzeit. Besonders gerne essen wir zusammen. Mir macht es wahnsinnig Spaß, mit Oma Lotti Dinge auszuprobieren, die sie noch nie gegessen hat. Davon gibt es so einiges. Menschen in ihrem Alter, die nicht so viel gereist sind, kennen viele Speisen nicht, die für uns heute auf den Standard-Essensplan gehören, und damit meine ich nicht *nur* so was wie Burger von Mecces.

Poke Bowl, Döner, syrische Küche – unsere Stadt ist voller Restaurants und Essensangebote, die für Lotti neu sind. Doch sie schreckt vor nichts zurück, und fast immer bekomme ich ein begeistertes «Ja! Jaaaa!» auf meine Frage, ob sie es mag. Das fasziniert mich immer wieder an ihr. Ich meine, ehrlich, nicht jeder muss Sushi und rohen Fisch mögen. Ich steh voll drauf, nicht falsch verstehen. Aber dass Oma Lotti das mit ihren dreiundneunzig Jahren feiert und ihre Geschmacksknospen sich auf so was einlassen, finde ich schon erstaunlich. Beim Wasabi war sie dann allerdings ein wenig zu euphorisch, als sie mit ihrem Suppenlöffel hineinfuhr – ja, Oma Lotti isst Sushi mit dem Löffel, mit Stäbchen probiert sies auf ihre alten Tage dann doch nicht mehr - und sich, noch bevor ich sie davon abhalten konnte, eine ganze Ladung pur in den Mund schob. Das gab Tränen und Gehuste - ziemlich heftig sogar. Da habe ich mir dann doch kurz Sorgen um sie gemacht. Aber Lotti hat schon ganz anderes überstanden, und nach kurzer Zeit und viel Wasser lächelte sie beim nächsten Bissen Reis mit rohem Thunfisch schon wieder in die Kamera. Nur noch ein paar Tränchen hatte sie dabei in den Augen.

Ein anderer Grund, warum ältere Menschen oft nicht so viel verschiedene Speisen aus aller Welt ausprobiert haben, ist, dass man einfach nicht so oft essen ging oder sich was nach Hause bestellt hat wie heute. Das Geld wollten und konnten viele Leute teilweise nicht ausgeben. Man machte sich deswegen eher die Mühe zu kochen und blieb bei seiner Hausmannskost. Auch Oma Lotti kocht schon immer viel und gern. Ich habe schon erzählt, dass ihre Freundschaft zu Erwin sogar so entstanden ist.

Oma Lottis absolut liebstes selbst zubereitetes Essen ist Spargel. Will man frischen essen, muss man im Mai zuschlagen, da hat er Saison. Das haben Oma Lotti und ich sogar schon mal gemacht und gemeinsam Spargel gekocht. Sie hat mir gezeigt, wie man die Dinger schält, was gar nicht so einfach ist, lang und dünn, wie die sind. Und dass man ein wenig Zucker ins Wasser macht, damit es schmeckt, und Salzkartoffeln dazugehören. Ich mochte es. Aber Oma Lottis Buletten mag ich noch lieber. Die macht sie aus reinem Rinderhack für mich. Sie weiß, dass ich Muslim bin und kein Schweinefleisch esse.

Einmal hat sie sogar extra Leberwurst beim Türken für mich besorgt, um sie mir bei einem gemeinsamen Abendessen anbieten zu können. Dass sie das auf dem Zettel hatte, hat mich wirklich sehr gerührt.

Für mich zeigt sich darin eine wirkliche Akzeptanz meiner Person, mit allem, was und wer ich bin. Ich finde das nicht selbstverständlich. Religion und Glaubensfragen können ein sehr heikles Thema zwischen Menschen sein.

Die meisten nehmen wahrscheinlich an, dass vor allem die ältere Generation in Deutschland islamfeindlich gesinnt ist. Aber das kann man wirklich nicht pauschal sagen. So viele meiner älteren Patienten haben überhaupt kein Problem mit meiner Religion. Im Gegenteil, sie interessieren sich sogar dafür. Diese Toleranz zwischen den Generationen zu erleben, finde ich eine wirklich wichtige und schöne Erfahrung, die alle Vorurteile in beide Richtungen sprengt. Und jemand wie Oma Lotti zeigt mit ihrer Aufmerksamkeit, dass es eine Selbstverständlichkeit für sie ist, mich mitsamt meinem Glauben zu respektieren.

Grundsätzlich reden wir nicht wirklich viel über Religion, aber einmal habe ich Lotti zu ihren Überzeugungen ausgefragt. Ich weiß, dass sie früher regelmäßig in die Kirche gegangen und ihr Glaube an Gott und Jesus für sie sehr wichtig ist.

Ob sie glaubt, dass sie in den Himmel komme, wollte ich damals wissen. Ihre Antwort war mal wieder der Hammer – mit einem Lachen sagte sie: «Ich geh dahin, wo die mich hinschmeißen.» Mit Oma Lotti kann man sogar über den Tod lachen. Aber bei der Frage, ob sie Angst vor ihm habe, wurde sie dann doch ganz ernst und vertraute mir an, dass das so ist. Man wisse ja nichts über den Tod und was danach kommt, das mache ihr ganz ehrlich schon Angst. Genau diese Menschlichkeit, dass aller Glaube und alle religiösen Überzeugungen möglicherweise nichts nützen, um keine Angst zu haben vor dem, das uns eigentlich allen Angst macht, das schätze ich an Oma Lotti.

In diese Kerbe schlägt für mich auch die herrliche Geschichte, wie sies mit der Moral hält. «Du sollst nicht stehlen» ist eins der obersten Gebote bei den Christen genauso wie bei den Muslimen. Aber Oma Lotti hat trotzdem geklaut und das auch noch in der Kirche. Sie brauchte einen Gehstock, und es stand einer in der Ecke rum. Also hat sie ihn sich «ausgeliehen». Ein paar Tage später wurde ihr der Gehstock einfach mitten auf der Straße, als sie einkaufen ging, von zwei jungen Bengels weggeschnappt, und weg war er wieder. Das habe sie verdient, meint sie selbst: «Aus der Kirche klaut man nicht.» Ob sie es denn bereue, habe ich sie gefragt. «Nein», kam die Antwort wie aus der Pistole geschossen, «Stock ist Stock.» Darauf konnte ich mich in jedem Fall mit Oma Lotti einigen und habe wieder mal sehr herzlich gelacht.

Unserer Freundschaft stehen irgendwelche unterschiedlichen Überzeugungen sowieso nicht im Weg. Letztendlich haben sie ja auch viel mit unserer Kultur zu tun. Es ist ein bisschen wie mit dem Essen. Wir essen, was wir kennen, und das, was unsere Geschmäcker geprägt hat, besonders gerne. Aber das heißt nicht, dass wir uns nicht selbstverständlich auch mal auf was anderes einlassen und es vielleicht sogar richtig gut finden können.

Weil Oma Lotti so probierfreudig ist, gehört mit ihr essen zu gehen zu den ganz besonderen Highlights. Meistens kommt Seyf mit. Zu dritt haben wir immer einen Heidenspaß. Schon auf der Autofahrt zu dem Restaurant, für das wir uns entschieden haben, wird viel gelacht. Es ist etwas Besonderes für Lotti, so richtig rauszukommen, und es ist immer schön, dabei zu sein, wenn sie das so glücklich macht.

Als wir mal mit ihr Burger essen waren, staunten wir nicht schlecht, wie viel diese Frau essen kann - das denkt man gar nicht. Sie bricht auf jeden Fall mit dem Klischee von der Omi, die sich die Reste in die mitgebrachten Tupperdosen füllen lässt und zu Hause noch zwei Tage davon isst. Bei Oma Lotti wird nichts eingepackt und mit nach Hause genommen. Und eine kalte Cola gehört sowieso zu ihrem Standardgedeck, die muss man ihr nicht extra aufdrängen, um stilecht Burger zu essen.

Einmal waren wir bei WonderWaffel eingeladen und durften dort eine eigene Waffel kreieren. Lotti hatte offensichtlich Freude daran, ihre Waffel mit allem Möglichen zu belegen - und diesen Turm aus Waffel, Obst, Schokosauce, Sahne und Streuseln auch aufzuessen.

Was ganz anderes war es, als ich Lotti ins Kino entführt habe. Sie hatte mir gestanden, dass sie das wirklich gerne mal wieder machen würde und es für sie Jahrzehnte her war. Na, nichts lieber als das. Nur auf einen Film mussten wir uns einigen. Da ich öfter Gelegenheit habe, einfach mal ins Kino zu gehen und Filme nach meinem Geschmack zu schauen, war klar, dass Lotti entscheidet. Bei mir wäre es wohl ein Action- oder Marvel-Film geworden - nicht so passend. Ihr Wunsch war ein Liebesfilm. Geworden ist es ein unterhaltsamer Familien-Weihnachtsfilm. Es war November, da liefen die schon. Und ein Liebesfilm eben gerade nicht. Mann, war das süß mit Oma Lotti im Kino. Popcorntüte, raschel, raschel, bequem im Sitz versinken und große Augen. Ich hab so einiges vom Film verpasst, weil ich Lotti immer wieder dabei zuschauen musste, wie hingerissen und glücklich sie dasaß und sich den Film angeschaut hat. Es war ein perfekter Abend für sie.

Jeder unserer Ausflüge, und wir haben schon einige unternommen, ist für Oma Lotti ein riesiges Ereignis, weil sie sonst nicht mehr viel rauskommt. Aber ich muss sagen, das Vergnügen ist dabei immer ganz auf meiner Seite.

«Wenn du lachst, dann lach ich auch!» hat sie mal zu mir gesagt, als es ihr die Laune verschlagen hatte, weil ich wieder ein paar Tage nicht zu ihr kommen konnte. Ja, so ist es - wenn ich lache, dann lacht sie auch und andersherum. Unser gemeinsames Lachen verbindet uns und schenkt uns beiden Lebensfreude. Wenn es darum geht, Spaß und eine gute Zeit miteinander zu haben, spielt der Altersunterschied keine Rolle - das kann man an Oma Lotti und mir sehr gut sehen, denke ich. Nur der Humor muss stimmen, dann können sogar zweiundsechzig Jahre, die zwischen einem liegen, die Basis für eine richtig schöne Freundschaft sein.

Oma Lottis langes Leben

Ich empfinde den Altersunterschied zwischen Oma Lotti und mir eigentlich als eine große Bereicherung. Sie hat so viel erlebt, dass es mich immer wieder beeindruckt, wenn sie mir davon erzählt. Das meiste ist für mich gar nicht vorstellbar. Es sind Geschichten, von denen wir sonst nur in Büchern lesen oder Bilder aus Filmen kennen – Zweiter Weltkrieg, Flucht, Hungersnot. Ich lerne viel von ihr, was ich in der Schule nie gelernt habe. Da interessierte es mich schlicht und einfach nicht, und ich habe nicht zugehört. Das würde mir bei Oma Lotti nie einfallen. Es ist unglaublich spannend, wenn sie aus ihrer Kindheit und Jugend erzählt.

Sie wurde am 8. April 1931 in Danzig geboren. Heute kennen wir das als eine polnische Stadt. Damals war es ein Freistaat, in dem viele deutschsprachige Menschen lebten, weil es davor zu Preußen und damit zum Deutschen Kaiserreich gehört hatte. Als der Zweite Weltkrieg ausbrach, ist sie mit ihrer Familie aus der Stadt aufs Land auf einen Bauernhof geflohen, auf dem ihre Eltern Arbeit gefunden hatten. Dort über den gesamten Krieg leben zu können, war ihr großes Glück. Als die Bomben fielen, galten die Angriffe fast immer Zielen in der Stadt. Deswegen musste die Familie nur selten Schutz im Keller des Hofes suchen, wo sie den Bombenhagel meistens nur aus der Ferne hörte und später nur von weit weg sah, wie sich das Feuer ausbreitete. Auf dem Land gab es außerdem immer etwas zu essen – zumindest Brot, Kartoffeln und Milch. Es war nicht viel, aber immerhin, sagt sie. Die Menschen in der Stadt mussten dagegen schlimmen Hunger leiden.

Sie waren fünf Kinder, vier Mädchen und ein Junge, und die Mutter hatte einige Not, sie durchzubringen. Alle mussten mithelfen. Essen besorgen, Feuerholz sammeln. Lotti erzählt, wie sie Bretter von Scheunen gerissen haben, um sie zu verfeuern. Manchmal blieb am Ende des Tages nur Stroh, mit dem die Mutter versuchte, die Stube zu heizen - was eigentlich unmöglich ist, wenn man nicht eine ganze Scheune zur Verfügung hat, weil es so schnell verbrennt. Nicht umsonst spricht man vom Strohfeuer, wenn etwas nur kurz auflodert und gleich wieder ausgeht. Das Wichtigste war, am Ende des Tages irgendwas im Kochtopf und wenn das Feuer nicht an blieb, zumindest ein Stück Brot für jeden organisiert zu haben.

Der Vater schien dazu nicht wirklich etwas beigetragen zu haben. Weil er als Melker auf dem Hof arbeitete, hatten sie wenigstens regelmäßig Milch zu trinken. Aber Lotti erzählt auch, wie der Vater ihnen allen, samt der Mutter, das Leben schwer machte. Ihr habe er sogar die Zudecke weggenommen, um sie für eine Handvoll Tabak zu verscheuern. Von da an musste Lotti mit einer ihrer Schwestern unter einer Decke schlafen. Der Vater sei ein schlechter Mensch gewesen, der seinen eigenen Kindern nicht mal das Brot gönnte, ihrer Mutter das Geld abknöpfte und sie schlug. Lottis Mutter hat sich immer zwischen ihn und die Kinder gestellt und nicht zugelassen, dass er auch die Kinder schlug. Sie war nicht nur eine Mutter, sondern auch eine Freundin für sie gewesen, erzählt Lotti. «Eine gute Frau.»

Wegen des Krieges konnte Lotti insgesamt nur vier Jahre die Schule besuchen. Ein Erlebnis in ihrer kurzen Zeit auf der Mädchenschule beschäftigt sie bis heute. Als sie einmal zu spät kam, war keines der anderen Mädchen mehr da, sie waren alle verschwunden, wurden wohl abgeholt, sagt sie, und tauchten nie wieder auf. Sie weiß bis heute nicht, wer sie geholt hatte, wo sie hingekommen waren und was mit ihnen geschehen war. Nur dass sie, weil sie zu spät kam, viel zu spät, verschont geblieben ist. Das sind die traurigen Erinnerungen, die in Oma Lotti schon mal hochkommen, wenn sie in ihrem Sessel sitzt und vor sich hin denkt. Aber auch an ihre Schwestern denkt sie und wie die Kühe schreien und gemolken werden wollen. Denn nach dem Krieg musste sie auf dem Hof mitarbeiten. Dort half sie ausmisten, melken, Eier einsammeln, die Böden schrubben, Wäsche waschen. Sie musste harte Arbeit verrichten. Mit damals vierzehn Jahren galt sie als vollständig einsetzbare Arbeitskraft. Von den Russen ist sie aber zum Glück immer verschont geblieben und kam nie für ein Arbeitslager infrage. Sie sei viel zu mickrig gewesen, erzählt sie, und deswegen immer aussortiert worden. Verrückt, wenn man sich das als junger Mensch anhört, der so was nicht mal im Ansatz erlebt hat. Ich hatte immer alles, was ich brauchte, und war für gar nichts und niemanden zuständig, bis ich erwachsen war. Nur für mich, und davon war ich manchmal schon komplett überfordert ... Richtig zu arbeiten habe ich erst in meiner Ausbildung kennengelernt, also mit sechzehn, siebzehn Jahren. Davor war zocken und Freunde treffen und eher selten was für die Schule tun angepfiffen.

Oma Lotti hat dagegen als noch sehr junger Mensch ganz schön heftige Sachen erlebt. Zum Beispiel wie Tote im Winter vor dem Krankenhaus der Stadt unter Planen gelegen haben und durch die Kälte so hart gefroren waren, dass sie mit einem ihrer Geschwister bei einer Besorgung über sie gestolpert war. Angst hat ihr das nicht gemacht, sagt sie.

Und sie hat Hitler als kleines Mädchen die Hand gegeben. Das muss gewesen sein, als Deutschland Polen überfallen hatte und die Deutschen in Preußen erst mal die «Befreiung» feierten. Ja, man mochte ihn, sagt sie, alle haben gejubelt und waren ganz aufgeregt. Aber sie mochte ihn nicht. «Er hat gestunken», sagt sie, «vom Toben.» Großartig! Über diese Perspektive einer damals Achtjährigen bin ich vor Lachen fast vom Stuhl gefallen. Das ist mal ein wirklich neuer Beitrag zu Hitler.

Als Zeitzeugin weiß Oma Lotti, wie es den Menschen damals ergangen ist. Keiner ist freiwillig an die Front, Hitlerbegeisterung hin oder her, sagt sie. Nur junge Halbstarke. Die Älteren bekamen Bescheide und hatten keine Wahl. Hätten sie verweigert, wären sie erhängt oder erschossen worden, etwas, das man immer wieder gesehen hat. Sie hatten also die Wahl, mit größter Wahrscheinlichkeit an der Front zu sterben oder zu Hause wegen Kriegsdienstverweigerung zum Tode verurteilt zu werden. Alle Onkel von Oma Lotti sind nicht aus dem Krieg zurückgekehrt. Grausam und unfassbar für mich so was!

«So war das im Krieg», sagt sie dann, wenn sie davon erzählt.

Die Welt heute findet Oma Lotti im Vergleich zu früher richtig gut: «Es gibt mehr Brot, und die Kinder kriegen Schokolade und Apfelsinen. Ich kann einfach den Strom anmachen und kochen. Das gab es früher nicht, und wir mussten mit Kohle kochen.» Durch sie verstehe ich, wie gut wir es heute haben. Dabei geht es um die einfachsten Dinge, derer wir uns oft nicht bewusst sind.

Auch nach dem Krieg ging es bei Oma Lotti unvorstellbar hart weiter, zumindest aus heutiger Perspektive. Erst musste sie auf dem Hof mitarbeiten, statt zur Schule zu gehen, und dann musste sie eine Schneiderlehre wieder abbrechen, die sie begonnen hatte. Als Lehrling bekam man kaum Lohn, und es war notwendig, dass sie Geld dazuverdiente, um ihre jüngeren Geschwister mit durchzubringen. Das findet sie heute noch schade, denn zu schneidern und zu nähen hat ihr Spaß gemacht. Sie hätte gern einen richtigen Beruf gelernt, wäre gerne noch zur Schule gegangen. Aber die Zeiten waren hart, und «man konnte es nicht anders machen», sagt sie. Sie hatte keine Wahl.

Oma Lotti raubt das Elend, das sie erlebt hat, heute zum Glück nicht mehr den Schlaf. Es ist sehr lange her, und erstaunlicherweise konnte sie es verarbeiten. Sie vermeidet es, Filme mit Gewalt und Schießereien zu gucken, und schaut lieber schöne Dinge wie Liebesfilme, um nicht an ihre Kriegserlebnisse erinnert zu werden. Das finde ich sehr nachvollziehbar und frage mich, wie viele alte Menschen, die Ähnliches wie Oma Lotti erlebt haben, Ballerfilme, aber eben speziell Kriegsfilme, gar nicht schauen können. Und für uns Jüngere gehören sie einfach zur Abendunterhaltung. Ich weiß, dass Lotti auch Silvester und Feuerwerke nicht genießen kann, weil sie richtig Angst davon bekommt und zurückversetzt wird in die Erlebnisse ihrer Kindheit. Damit ist sie sicher nicht die Einzige, und wir Jungen denken nicht mal daran, wenn wir Raketen und Böller in Massen zünden. Sollten wir aber vielleicht ...

Als junge Frau zog Oma Lotti dann nach Hamburg und arbeitete in der Kantine eines Betriebs, wo sie ihren Mann Hermann kennenlernte. Er war der Chef, und obwohl er offensichtlich etwas von ihr wollte, interessierte sie sich erst mal gar nicht für ihn. Weil er zu gut aussah, meint sie. Wahrscheinlich hatte sie Angst, dass er ihr irgendwann davonlaufen könnte. Dabei war Oma Lotti selbst eine hübsche junge Frau, mit schwarzen langen Haaren und blauen Augen, erzählt sie. Sie hätte wohl alle Männer um den Finger wickeln können, denke ich. Der gute Hermann ließ jedenfalls nicht locker, meinte es ernst, und mit zweiundzwanzig heiratete sie ihn in einem schönen blauen Kleid, in der Kirche, wie sie sich erinnert. Ich kann mir richtig gut vorstellen, wie hübsch Oma Lotti ausgesehen haben muss, mit ihren blauen Augen, die noch heute strahlen, und dem passenden Kleid dazu.

Hermann hatte seinen Betrieb, und sie arbeitete weiter in der Küche der Kantine. Gemeinsam konnten sie gut für ihr Auskommen und das ihrer zwei Kinder, einem Sohn und einer Tochter, sorgen. Insgesamt waren sie über dreißig Jahre glücklich verheiratet. Ihren Hermann hat Oma Lotti sehr geliebt. Leider starb er schon vor einigen Jahrzehnten an Krebs. Danach hat Oma Lotti noch einmal geheiratet. Einen Mann aus Polen. Er war viel älter als sie und nicht gut zu ihr. Wenn sie mir von ihm erzählt, muss ich an ihren Vater denken, und es ist gut, dass sie sich nach zwei Jahren wieder hat scheiden lassen.

Mit ihrem ersten Mann fuhr Oma Lotti oft in den Urlaub, besonders gern nach Mallorca. Sie gingen immer zusammen spazieren oder wandern, erzählt sie, und besonders gerne tanzen, zu Walzer oder anderer Tanzmusik. Noch heute liebt Oma Lotti Musik sehr. Wenn man sie fragt, warum sie immer so fröhlich ist, was einen ernsthaft erstaunt, wenn man weiß, was sie in ihrem Leben schon alles mitgemacht hat, dann ist ihre liebenswerte Antwort darauf: «Weil viel Musik in mir steckt. Ich bin musikalisch. Das kommt alles aus der Seele.» – Schöner kann man es nicht sagen, finde ich. Denn genau das strahlt Lotti aus.

Dabei kennt sie auch Einsamkeit sehr gut. Sie ist viel allein, obwohl wir dreimal am Tag vorbeikommen, um nach ihr zu schauen und vor allem ich meistens ein wenig Zeit mitbringe. Die Tage sind trotzdem lang ohne weitere Gesellschaft.

Der Großteil ihres Verwandten- und Freundeskreises ist schon verstorben. Sogar ihr eigener Sohn. Es gibt noch eine Schwester in Bochum, zu der sie Kontakt hat und mit der sie regelmäßig telefoniert. Aber sonst bleiben nicht mehr viele übrig. Seit ihr Freund Erwin weggezogen ist, der früher zweimal täglich zum Essen kam und ihr Gesellschaft geleistet hat, ist sie viel allein und auch einsam, das sagt sie ganz offen, wenn man sie fragt. Die Telefonate, die sie täglich mit Erwin führt, können seine Besuche nicht ersetzen.

Durch Oma Lotti verstehe ich, wie schwer es manchmal sein muss, so alt zu sein und fast alle Menschen, die man lieb hat, zu überleben. Ich habe noch alle meine Freunde und Lieben um mich, auch meine Eltern, und kann mir gar nicht vorstellen, wie sich das anfühlt. Das ist auf jeden Fall mit der schwierigste Part an so einem stattlichen Alter.

Aber wir alle kennen Oma Lotti. Bei ihr wird wenig Trübsal geblasen. Sobald ich bei ihr über die Türschwelle trete, ist sie fröhlich und herzlich und lässt sich auf alles ein. Als ich sie damals durch Erwin kennenlernte und in meinen Pflegedienst aufnahm, war sie gleich offen dafür, bei meinem Social-Media-Kanal mitzumachen und ihr Gesicht zu zeigen. Sie kannte es ja schon von Erwin, er hat mit ihr immer wieder die Beiträge von Pflege Smile geschaut. Mittlerweile sind fast drei Jahre vergangen, und wenn man die Bilder unserer ersten Begegnungen sieht, bekommt man einen konkreten Eindruck davon, wie gut Oma Lotti nicht nur unsere Freundschaft und Unternehmungen tun, sondern auch unsere Social-Media-Aktivitäten.

Es ist schön für sie zu wissen, dass sich so viele Menschen für sie interessieren. Sicherlich zu Recht meinen viele, dass sie und auch andere Alte nicht wirklich erfassen können, was es mit so einer Followerzahl von über 500 000 und Live-Streams und so weiter auf sich hat, was das Ausmaß eigentlich bedeutet. Aber was sie ganz konkret zu spüren bekommt, ist, dass die Leute sie seit den Videos im Netz auf der Straße erkennen, sie grüßen, sie fragen, wie es ihr geht und Selfies mit ihr machen wollen. Das ist ein Aspekt, den sie versteht, weil er bei ihr ankommt. Genauso wie die Post unserer Community und die Geschenke zum Geburtstag und zu Weihnachten. Im vergangenen Jahr hat sie das erste Mal das ganze Ausmaß erlebt, schon zum Geburtstag, aber am Ende des Jahres kam es, glaube ich, noch überraschender für sie. Ich hatte gepostet, dass Oma Lotti Weihnachten mit mir verbringen wird, weil sie sonst alleine wäre. Ich feiere Weihnachten ja eigentlich nicht als Muslim, aber mit Lotti nehme ich die Feste so, wie sie fallen. Mit einem Post hatte ich darauf aufmerksam gemacht, dass sie sich sicher freut, wenn sie merkt, dass auch andere an sie denken. Was dann ankam, war der Wahnsinn. Wir haben es an dem einen Abend gar nicht geschafft, alles aufzumachen. Und am Ende des Abends war die Wohnung dann so herrlich geschmückt und so viele Leckereien standen auf dem Tisch und so nette Worte waren bei Oma Lotti reingeflattert, dass sogar ich ein richtig weihnachtliches Gefühl bekommen habe. Das haben wir natürlich alles auf Video festgehalten, zumindest ausschnittsweise, alles wäre wirklich zu viel gewesen. Diejenigen, deren Post sozusagen «öffentlich» geöffnet wurde, haben sich sehr darüber gefreut - das haben sie uns in den Kommentaren wissen lassen.

Sowieso macht es Oma Lotti sichtlich Spaß, die Videos mit mir zu drehen. Sie erzählt dann gerne ein wenig dies und das. Manchmal macht sie aber auch einfach ihr Ding, kocht einen Tee, deckt den Tisch oder kaut voll Hingabe auf ihrem Essen herum. Dann wirkt sie ganz selbstvergessen, und man hat, glaube ich, als Zuschauer das Gefühl, wirklich mit ihr am Tisch zu sitzen und still an ihrem Essen teilzuhaben. Das sind die besonders schönen Oma-Lotti-Momente, die sie ausmachen und die die Community liebt.

Ein ganz anderes Format sind die längeren Interviews, in denen ich sie zu ihrer Vergangenheit und ihrem immer wieder so erstaunlichen Leben ausfrage. Da ist sie richtig konzentriert und bei der Sache. Das ist zwar manchmal anstrengend, aber trotzdem schön für sie, im Gespräch in ihre Erinnerungen abzutauchen, statt allein in ihren Gedanken zu versinken.

All diese Einblicke, die ich durch Oma Lotti bekomme, sind sehr bereichernd für mich und für alle, die ihr zuschauen dürfen. Es ist vor allem ihre gelassene und humorvolle Sicht auf die Welt, die mich immer wieder ins Nachdenken bringt. Wie bewundernswert, was so eine kleine, mittlerweile so alte Person schon alles weggesteckt hat und trotzdem lacht.

Sag, wie ist das mit der Liebe?

Oma Lotti kann viel zu Liebe und Partnerschaft sagen und wie es manchmal zwischen den Männern und den Frauen so kommt. Sie hat viel Lebenserfahrung und war, wie wir aus ihren Erzählungen wissen, immer eine starke Frau. Von ihr können wir einiges lernen. Deswegen habe ich ein Interview mit ihr geführt, um ganz direkt Antworten auf ein paar wichtige Fragen zu bekommen, von denen ich weiß, dass sie uns alle beschäftigen.

Manchmal muss man bei ihren Antworten ein wenig zwischen den Zeilen lesen. Meistens aber darf man Oma Lottis Antworten genau so verstehen, wie sie kommen. Ganz hart und direkt.

Was glaubst du, Oma Lotti, macht eine schöne und gute Liebesbeziehung aus?
Sich immer schön waschen und anziehen, schöne Kleider. Gutes Aussehen.

Und sonst so? Muss man nicht auch nett zueinander sein?
Jaaaa! Natürlich, und zusammen lachen.

Meinst du, man sollte mit dem Partner auch Sorgen teilen können?
Na ja, ... Nein. Das ist seine Sache.

> «Oh Gott», habe ich, glaube ich, laut gesagt. Andererseits verstehe ich auch, dass Oma Lottis Blick einfach pragmatisch und nicht so romantisch ist, wie wir das heute so kennen und leben. Früher hat man seinem Partner gegenüber sein Innenleben einfach nicht so ausgebreitet. Vor allem Oma Lotti war eine sehr pragmatische Frau. Das höre ich aus ihren Geschichten immer raus, und auch heute ist sie das noch.

Und du meinst, mit dieser Einstellung kann man zwanzig Jahre miteinander leben und glücklich sein in einer Beziehung?
Ja. Ja. Das weiß ich. Und immer die Wahrheit sagen. Und keine anderen Männer anlachen. Man muss treu sein. Ein Mann, mehr nicht.

Mit Hermann hattest du eine glückliche Beziehung, oder?
Ja, sehr glücklich, wirklich, sehr glücklich. Wir sind spazieren gegangen und hatten Zeit zusammen. Das ist wichtig.

Eben, ihr habt schöne Dinge miteinander gemacht, das ist schon auch wichtig. Zum Beispiel wart ihr zusammen tanzen, richtig?
Ja, das stimmt. Aber er konnte nicht tanzen. Ich habe es ihm beigebracht.

Und sag, wie findest du es, wenn Männer Frauen hinterhergucken?
Sollen sie doch gucken.

Echt? Manche empfinden das schon als Fremdgehen.
Ach, das ist blöd. Eifersucht ist das. Das ist doch nicht schlimm. Er hat doch Augen, damit er guckt.

Das wäre also okay für dich, wenn dein Mann das macht?
Das ist doch nicht schlimm. Wenn ich ein schönes Kleid trage, und ein anderer Mann sagt: «Mmmh, das ist eine schöne Frau», dann bin ich eben dran.

Was meinst du, Oma Lotti, wenn eine Frau unglücklich in ihrer Beziehung ist, was sollte sie machen?
Da hat sie selber Schuld.

Ach wirklich, muss sie dann bleiben, oder wie?
Nein, dann muss sie gehen, sonst ist sie selber schuld.

Ja, du hast deinen zweiten Mann auch verlassen, weil er nicht gut zu dir war, stimmts?
Ja, ich hab ihn gehauen.

Waaaas?
Ja, ich hab meinen Mann verprügelt, weil er mich geschlagen hat.

Warum hat er dich geschlagen?
Weil ich frech war. Ich hab gesagt: «Was kommst du besoffen nach Haus?»

Und da hat er dich geschlagen?
Ja! Und dann hab ich die Polizei geholt, und sie haben ihn eingesperrt.

Also hast du recht bekommen?
Ja! Frauen bekommen immer recht!

Frauen sollten sich so was also nicht gefallen lassen, meinst du?
Nein! Nein, wenn der haut, dann schlag ich zurück.

Hast du einen Tipp, wie man den Richtigen findet?
Man muss lieb zu ihm sein. Sich schick anziehen.

Und wie erkennt man den Richtigen?
Na, wenn ich mit ihm rede, merke ich doch, der taugt nichts.

Also, wenn du merkst, dass er Blödsinn redet, dann ist der nichts für dich.
Genau.

Und muss er einen Job haben?
Ja, und Geld verdienen.

Arme Männer werden also nicht geheiratet?
Nein, die kriegen keine Frau.

Das ist nicht attraktiv?
Nein!

Kurze, klare Antwort. Oma Lotti weiß, was sie will. Das erstaunt mich gar nicht. ☺

Muss er Haare auf dem Kopf haben?
Ja, aber sicher!

Lacht – und ich lache auch.

Was meinst du, Lotti, wann fängt die richtige Liebe an?
Na ja, wenn man länger zusammen ist. Drei, vier Jahre. Und wenn er sich kümmert.

Beim ersten Mal sehen und verliebt sein ist keine Liebe, denkst du?
Nein, das ist doch keine Liebe.

Ah, du meinst, Liebe braucht Zeit zum Wachsen?
Ja, das denke ich.

Glaubst du, dass Mann und Frau befreundet sein können?
Ja, das kann sein, ganz ohne Liebe. Wie bei uns.

Was macht für dich denn eine richtig gute Freundschaft aus?
Viel gemeinsam unternehmen und lachen. Wie wir zwei.

Ja, wie wir zwei. Und dass man sich versteht, nicht wahr?
Ja, dass man sich versteht. Und füreinander da ist, wenn man Probleme hat.

Ah, okay, bei der Liebesbeziehung meintest du, dass man das besser für sich behält. In der Freundschaft nicht? Da sollte man das teilen?
Ja, da muss man Sorgen teilen und sich das erzählen.

Oma Lotti unterscheidet Freundschaft und Partnerschaft offensichtlich ganz klar. Und in einer Partnerschaft musste man früher wahrscheinlich einfach stark sein. Außerdem wollte man die Beziehung nicht belasten. In einer Freundschaft darf man das aber schon – sehr interessant! Ist vielleicht gar kein so schlechter Tipp für eine gute Beziehung, die Partner nicht mit allem zu belasten, was einem auf der Seele liegt. Aber heute sind unsere Partner ja auch oft unsere besten Freunde, und dann erzählt man sich seine Sorgen nun mal.

Spielt das Alter eine Rolle in der Freundschaft?
Das ist egal. Hauptsache, man versteht sich.

Findest du es interessant, mit Jüngeren Freundschaft zu schließen?
Ja, da lernt man neue Sachen.

Freundschaft kennt kein Alter, nicht wahr, Oma Lotti?
Genau!

Ich für meinen Teil kann sagen, dass ich die Freundschaft zwischen Oma Lotti und mir liebe. Sie ist ein so wunderbarer, herzlicher Mensch. Es ist wirklich schön, mit so jemandem Zeit zu verbringen. Auf der anderen Seite sage ich, glaube ich, nicht zu viel, wenn ich behaupte, dass ich ihr Ein und Alles bin. Sie hat sogar ein Kissen mit unseren beiden Gesichtern drauf, das ihr mal jemand aus der Community geschenkt hat, in ihrem Bett postiert. Wer weiß, vielleicht bekomme ich jeden Abend ein Gute-Nacht-Bussi. Und Bilder von uns hängen an der Wand. Das rührt mich sehr.

Ich weiß, ich bin ihr Fenster zur Welt.

Es ist ihr zu viel, neue Menschen kennenzulernen. Mittlerweile geht sie auch nicht mehr in die Kirche. Die Besuche unseres Pflegedienstes sind ihr Lebenselixier und besonders die Zeit mit mir. Nur zum Spaß haben wir einmal über eins unserer gemeinsamen Videos eine Partnersuche für Oma Lotti rausgegeben. In Wirklichkeit gibt sie sich mit mir voll und ganz zufrieden.

Bei der Suche war sie realistisch mit der Alterseinschätzung, achtzig sollte er schon sein. Und Deutscher, sonst versteht sie ihn ja nicht. Wichtig ist ihr noch, dass er Haare auf dem Kopf hat – nicht so wie ich. Ja, so gern sie mich hat, ich krieg immer wieder mein Fett weg. Meine Haare sind immer wieder ein Thema zwischen uns, über das wir oft scherzen. Dabei geht es eher um meine fehlenden Haare auf dem Kopf. Und mein Bart, der ihr mal gefällt, mal nicht. Ich glaube, je nach Laune. Einmal durfte sie ihn mir sogar abrasieren, weil sie so oft gesagt hat, dass ich ohne Bart besser aussehen würde. Da dachte ich, meiner lieben Lotti glaub ich mal, probier ichs halt aus. Mein Vertrauen war so groß, dass ich ihr den Rasierer in die Hand gedrückt habe. Als ich währenddessen erfahren habe, dass sie das mit ihren dreiundneunzig Jahren noch nie gemacht hat, hab ich schon ein bisschen Angst um meine Visage bekommen. Aber am Ende hat sies gut gemacht, und ich war schön rasiert. Als mein Bart dann wieder nachgewachsen war, begrüßte sie mich mit Komplimenten, wie gut mir der Bart doch stünde. Da soll sich mal jemand auskennen.

Eins weiß ich jedenfalls sicher, ob mit oder ohne Bart. Oma Lotti und ich haben eine ganz besondere Bindung und eine Freundschaft, die so wertvoll ist für uns beide wie sonst nur wenig auf der Welt.

Thorsten

«Soll jeder leben, wie er meint»

Thorsten ist derjenige unter meinen Patienten, bei dem ich ganz besonders lerne, Menschen so zu lassen, wie sie sind, und nicht zu versuchen, sie zu belehren. Vor allem, wenn sie krank oder alt sind. Das bringt gar nichts, kann ich gleich verraten, ist einfach vergebene Liebesmüh, wie man so schön sagt. Ich versuche einfach, meinen Patienten dabei zu helfen, klarzukommen, sie zu unterstützen, wo sie es brauchen, und meine Liebe so zu investieren, dass ich ihnen den Alltag ein wenig netter gestalte. So mache ich es auch bei Thorsten.

Thorsten ist Diabetiker und von Geburt an geistig beeinträchtigt. Das ist aber nicht der Grund, warum ich mir Belehrungen meistens spare. Er ist nämlich wirklich schlau, schnallt alles und ist komplett in der Lage aufzunehmen, was man ihm sagt. Ich glaube, heute würde man seine Beeinträchtigung unter massive Lernschwäche verbuchen, damals bedeutete die Diagnose geistige Behinderung einfach, gar nicht gefördert zu werden. Dabei hat Thorsten in manchen Aspekten mehr vom Leben verstanden als einige Menschen da draußen, die ohne so eine Diagnose rumlaufen, finde ich.

Wenns ums Essen geht, ist Thorsten allerdings ziemlich unbelehrbar. Das liegt nicht daran, dass er nicht verstehen würde, wie ungesund das ist, was er so tagtäglich in sich rein isst.

Aber ich belehre ihn erstens nicht. Statt ihm das, was er am meisten liebt, nämlich essen, zu vermiesen, lasse ich ihn und gehe lieber mal lecker mit ihm essen, damit er rauskommt aus seiner Bude. Und zweitens weiß Thorsten sowieso, dass man mit gesunder Ernährung und Sport Diabetes besser in Schach halten könnte. Aber er tut es nicht, aus verschiedenen Gründen. Ich sage nicht mehr viel, frage höchstens mal kurz blöd nach, wenn ich die leeren Gummibärchentüten im Mülleimer sehe, und spare mir den Rest. Sowieso würde ich nur ein «Haribo macht Kinder froh und Diabetiker ebenso» zurückbekommen. Um einen Spruch ist Thorsten nämlich nie verlegen. Wenn ich morgens seinen Blutzucker schon bei dreihundertachtzig messe – was wirklich viel ist –, erzählt mir Thorsten, er hätte heute eigentlich ganz gesund gegessen und behauptet: «Ich esse ja sowieso gar nicht so viel momentan.» Er hat die Packung Kekse und den Pudding vom Vorabend einfach schon wieder vergessen. Ich erinnere ihn dann daran und an die Tatsache, dass er da schon einen Blutzucker von über dreihundert hatte. Seine Antwort: «Ja, gestern, das kommt mir wie Welten her vor.» Und in seiner Welt ist das nun mal so, das muss ich akzeptieren.

Süßes zu essen und zu trinken und Lebensmittel, die der Körper schnell zu Zucker verarbeitet, wie zum Beispiel Weißmehl, kann eine Sucht sein – so schlau sind wir alle mittlerweile. Wir haben, was das angeht, sowieso ein massives Problem in unserer Gesellschaft. In fast allen Fertigprodukten ist Zucker drin und meistens mehr als nötig. Viele Menschen haben deswegen ein Gewichtsproblem und immer mehr Menschen Diabetes. Zu denken, sie könnten einfach was anderes essen oder weniger, geht leider am Problem vorbei. Ungesund essen macht nämlich nicht nur süchtig, sondern ist auch noch mit Abstand am günstigsten. Wenn wir mit Thorsten einkaufen gehen, spielt genau das eine große Rolle. Sein Budget ist klein, und im Einkaufskorb landet eher der weiße Sandwichtoast als der mit Vollkorn und eher das Fertigessen aus dem Tiefkühlfach oder der Dose als das Gemüse und Fleisch von der Theke, das er sich zubereiten müsste. Und natürlich Süßkram, weil er furchtbar Bock darauf hat. Ist auch irgendwie nachvollziehbar, finde ich. Thorsten erzählt selbst, dass es bisher immer nach hinten losgegangen ist, wenn er versucht hat, solche Sachen wegzulassen und nicht zu essen, weil dann der Heißhunger darauf so groß wird, dass er sich gar nicht mehr kontrollieren kann. Und am Ende isst er erst recht übertrieben viel davon. Zucker essen ist nun mal eine Sucht, die kriegt man nicht einfach so weg, schon gar nicht, wenn das Zeug überall drin und überall zu kriegen ist.

Thorsten hat durch seine Krankheit schon ein paar Zehen auf der Strecke gelassen, die ihm amputiert werden mussten, weil sie entzündet waren. Und er sieht immer schlechter. Alles Symptome von Diabetes. Wenn man ihn fragt, wie und ob er damit leben kann, antwortet er: «Natürlich kann ich damit leben, muss ich ja.» Er hat extra angefertigte Diabetes-Schuhe, mit denen er halbwegs gut laufen kann. Eine Brille hat er gefühlt schon sein Leben lang, nur dass ihre Gläser eben immer dicker werden.

Man kann sagen, dass Thorsten seine Krankheit zu locker nimmt. «Was soll ich machen?», sagt er, und man muss ihn lassen, es ist seine Entscheidung und sein Leben.

Thorsten selbst würde sich hüten, irgendjemandem Ratschläge zu geben. Soll jeder leben, wie er meint, findet er. Alle haben ihre Gründe für ihr Verhalten. Auch er hat früher gearbeitet und Sport gemacht, aber dann ging es eben nicht mehr. Mit Anfang zwanzig hat er Diabetes bekommen. Bis dahin kannte er «Zucker» nur von der alten Nachbarin. Er wusste nicht, dass man das auch so jung bekommen kann. Seiner Mutter war aufgefallen, dass er viel geschwitzt und enorm viel getrunken hat, und sie schickte ihn zum Arzt. Dort bekam er dann die Diagnose. Ein paar Jahre ging noch alles wie immer, dann irgendwann nicht mehr, weil der Körper nicht mehr mitmachte. Seit Jahren ist er durch seine Krankheit stark eingeschränkt. Als sein Freund kann ich aber sagen, dass Thorsten versucht, das Bestmögliche aus seinem Leben rauszuholen. «Ja, natürlich», sagt er, «muss ja jeder klarkommen.»

Weil Thorsten das Essen so liebt, machen wir, das sind meistens Seyf und ich, ihm gerne, wann immer wir Zeit haben, die Freude, mit ihm essen zu gehen. Meistens schließen wir das an einen Arzttermin an oder an einen Einkauf, zu dem wir ihn begleiten. Beim ersten Mal, als er noch neu bei uns war, sind wir mit ihm chinesisch essen gegangen und haben erfahren, dass das letzte Mal auswärts essen für ihn über zwanzig Jahre her gewesen ist. Da darf man wohl von einem Highlight sprechen.

Thorsten betont immer wieder, wie besonders er es an unserem Pflegedienst findet, dass wir was mit unseren Patienten unternehmen und nicht nur Schnell-Versorgung machen: Hose rauf, Strümpfe runter, messen, spritzen und tschüs. So war es vorher wohl und deswegen hat er, unterstützt von seiner Schwester, immer wieder nach einer neuen Pflege gesucht und gewechselt. Irgendwann hatte er das Glück, auf uns zu stoßen. Seine Schwester kontaktierte uns, und wir übernehmen seit mittlerweile fünf Jahren seine Pflege. Wir kommen täglich zweimal bei ihm vorbei, um ihm bei der Einnahme seiner vielen Tabletten zu helfen, seinen Blutzucker zu messen und Insulin zu spritzen.

Und wann immer es für Seyf und mich möglich ist, unternehmen wir gemeinsam etwas mit ihm, schauen, dass er rauskommt, und haben unseren Spaß dabei.

Oft wirkt es erst mal so, als hätte Thorsten keine Lust rauszugehen. Dann versucht er, sich rauszuziehen, wenn wir etwas mit ihm planen. Das liegt, denke ich, an seinem sonstigen Alltag, in dem er viel alleine ist, einem sehr klaren Trott folgt und seine Gewohnheiten hat. Gesellschaft, Lautstärke und aktiv sein ist er nicht mehr so gewöhnt, das erschöpft ihn schnell. Da ist er wie unsere Alten, denen auch alles schnell zu viel wird. Außerdem tun Thorsten gehen und stehen schnell weh. Sobald wir dann aber mit ihm unterwegs sind, genießt er es doch immer, wieder mal rauszukommen und Abwechslung zu erleben.

Ein ganz besonderer Ausflug war, als wir mit Thorsten zusammen ins Gym gegangen sind. Nicht zum Hantelnstemmen und für Muskeltraining, sondern um in den Ring zu steigen und zu boxen. Thorsten hat nämlich viele Jahre als Jugendlicher und junger Erwachsener Kampfsport gemacht. Das war ein wichtiger Teil seines Lebens, der ihm über einiges, was ihm so passiert ist, hinweggeholfen hat.

Mit siebzehn Jahren hat er mit Taekwondo angefangen

und das viele Jahre mit Unterbrechungen betrieben, es zwischendurch noch mal mit Kung-Fu probiert, dann wieder Taekwondo und erst mit siebenundzwanzig, als sein Körper nicht mehr konnte, aufgehört. Sein Diabetes, der bei ihm mit dreiundzwanzig diagnostiziert worden war, machte ihm immer mehr Probleme.

Heute denkt man gar nicht, dass Thorsten mal so sportlich gewesen ist, aber so ist es. Sogar nachdem er mit dem Kampfsport aufgehört hat, hat er es noch mit allen möglichen Sportarten probiert. Er wusste ja, dass das mit seiner Krankheit wichtig ist. Schwimmen, Laufen, Walken. Aber entweder war er darin nicht gut oder es hat ihm grundsätzlich keinen Spaß gemacht.

Wenn man einmal etwas für sich gefunden hat, was einen so kickt wie Thorsten der Kampfsport, dann ist es wahrscheinlich schwer, irgendetwas anderes anzufangen und durchzuziehen, nehme ich an. Für mich ist das mit Bodybuilding so. Es ist der einzige Sport, der mir Spaß macht. Ich wüsste auch nicht, was ich sonst machen würde, wenn ich müsste. Thorsten hat deswegen irgendwann gar keinen Sport mehr gemacht. Passt zwar einigen nicht, wenn man nicht aussieht wie ein Adonis, aber nicht jeder kann sportlich sein, findet Thorsten. Was ihm Freude gemacht hätte, konnte sein Körper nicht mehr leisten.

Manchmal macht er zu Hause noch Schattenboxen. Da kann er die Bewegungsabläufe, die er kennt, trainieren und nur so weit gehen, wie er kann. Meistens bedeutet das, sich nicht gerade zu verausgaben.

An unserem großen Tag, als wir mit ihm losgezogen sind, um seine guten alten Zeiten beim Kampfsport wieder aufzuwärmen, hat Thorsten sich vorher auch schon mit Schattenboxen aufgewärmt. Er war gut vorbereitet, und als er mir beim Abholen kurz zeigen sollte, was er draufhat, wusste ich, dass ich einen ernst zu nehmenden Gegner vor mir hatte. Ich hatte den Mund nämlich vorher ganz schön voll genommen und angekündigt, dass ich mit Thorsten kämpfen würde – dabei hatte ich das noch nie gemacht. Seyf hat mich darauf festgenagelt, und es war klar, dass es eine Runde Thorsten gegen Rashid und nicht Thorsten gegen Seyf geben würde. Wir hatten an dem Tag noch meinen Bruder Reshad dabei. Er macht schon seit mehreren Jahren intensiv Kampfsport und sollte uns aufwärmen und trainieren, bevor wir gemeinsam in den Ring steigen. Reshad war überzeugt, dass ich von Thorsten ordentlich was auf die Mütze kriegen würde. Aber wenn Brüder so was sagen, muss man das nicht zu ernst nehmen, deswegen hab ich mich davon mal nicht unterkriegen lassen ...

Ich glaube, keiner von uns hätte gedacht, dass Thorsten so liefern würde. Wir haben wirklich gestaunt und unsere Community und Thorsten-Fans gleich mit! Klar, wir mussten lange Pausen einlegen, und Thorsten war schnell außer Atem. Aber seine Bewegungsabläufe waren wirklich geschmeidig und sahen gekonnt aus. Man merkte einfach, dass er das über viele Jahre gelernt hatte und ihm die Bewegungen in Fleisch und Blut übergegangen waren. Beim Boxsack hat er dann richtig losgelegt. Dabei hat er sich vorgestellt, es wäre sein Diabetologe, dem er da eine reinhaut. Das hat ungeahnte Energien aus ihm rausgeholt. Zum Glück hatte er sich da schon so verausgabt, dass ich später im Ring nicht so viel abbekommen habe. Unser «Kampf» blieb ganz freundlich – weniger Verkloppen, mehr Sparring.

Reingehauen haben wir dann erst beim Essen. Das durfte natürlich nicht fehlen, wenn man Thorsten einen tollen Tag bescheren will. Aber Hunger hatten wir alle - mussten ja schauen, dass wir nicht vom Fleisch fallen nach so viel Verausgabung. Am Ende des Tages war Thorsten ganz schön erschöpft, aber auch ganz schön glücklich, würde ich sagen, und wir mit ihm.

Ein anderes Mal hatten Seyf und ich uns überlegt, Thorsten einfach zu überraschen und ihn unerwartet abzuholen. Wir hatten ein bisschen Zeit, was selten genug vorkommt, waren vorher gerade mit Lotti unterwegs gewesen und hatten Lust, etwas mit ihm zu unternehmen. Also haben wir einfach spontan an seiner Tür geklingelt. Aus Spaß haben wir unsere Stimme verstellt, als Thorsten durch die Sprechanlage nachgefragt hat, wer da ist. Er konnte nicht geschnallt haben, dass Seyf und ich vor der Tür stehen, er hatte ja gar nicht mit uns gerechnet. Aufgemacht hat er trotzdem, einfach so, ohne weitere Nachfrage und ohne Zögern. Da hab ich mich schon gefragt, ob ich mir Sorgen machen muss.

Sowieso braucht man eigentlich nur zu sagen, dass man Essen dabeihat, dann macht Thorsten auf jeden Fall die Tür auf. Seyf und ich habens mit Fischbrötchen probiert. Keine weitere Nachfrage, nichts. Türöffnersummen. Rein. Dabei hatte er nichts bestellt und schon gar kein Fischbrötchen. Bei chinesischem Essen würde er sich wahrscheinlich sogar die Mühe machen und selbst runterkommen, sogar wenn der Aufzug kaputt ist. Das ist nämlich sein absolutes Lieblingsessen.

Wenn Thorsten weiß, dass ich vor der Tür stehe, wenn es bei ihm klingelt, bekomme ich meistens ein Täubchengurren durch die Sprechanlage. Das höre ich oft, in allen möglichen und unmöglichen Situationen. Standard-Wortwechsel: «Habibi, was geht ab?», «Guckguguguck» ist die Antwort. Klare Sache. Keine weiteren Fragen, oder? Thorsten hat etwas für Tauben übrig, die sind wie er, sagt er, und essen auch alles. Einmal hatte er sogar eine mitsamt Nachwuchs auf seinem Balkon.

Die Bezeichnung Habibi kommt aus dem Arabischen und bedeutet «mein Lieber» oder «mein Freund». Das kann ich ganz aufrichtig zu Thorsten sagen. Auch wenn es wie eine Floskel klingt, weil es so viele zu so vielen sagen, meine ich es so. Thorsten ist einfach ein super Typ, und es ist lustig, mit ihm zusammen zu sein. Wenn wir gemeinsam losziehen, was wir gerne zu dritt mit Seyf machen, fliegen die Sprüche und Witze hin und her. Thorsten reagiert darauf meistens mit seinem trockenen Humor und zwischendurch gurrt er sein Täubchengurren. Wir lachen viel und haben einfach eine gute Zeit zusammen.

Seine spezielle, wirklich lustige Art war für mich auch der Grund, ihn zu bitten, bei Social Media mitzumachen. Er ist mittlerweile fast fünf Jahre bei unserem Pflegedienst, und unsere Community kennt ihn von Anfang an. Mir war klar, dass auch andere Pfleger und Angehörige von Betroffenen ihre Arbeits- und Alltagssituation in seinen Sprüchen wiedererkennen würden. Und für Menschen außerhalb dieses Kosmos ist er genauso eine Wucht. Die Leute haben ihn mit seiner Art richtig ins Herz geschlossen. Thorsten verstellt sich keine Sekunde, liebt Zucker und gurrt wie ein Täubchen, wenn man nett zu ihm ist. Er ist einfach liebenswert!

Am Anfang habe ich ihn in den Videos nicht gezeigt, ähnlich wie bei Barbara. Mittlerweile kennen aber alle aus der Community sein Gesicht. Dass ich ihn oft nicht zeige, hat damit zu tun, dass Thorsten gerne oberkörperfrei in seinem Sessel sitzt. Ein zu prachtvoller Anblick, den ich nicht unbedingt der Öffentlichkeit preisgeben muss.

Es kommen regelmäßige Nachfragen von unserer Community, wenn sie länger nichts von Thorsten gehört oder gesehen haben, und wann immer wir ein Video posten, bekommt er viel «Post» beziehungsweise viele Kommentare, weil die Leute seine Art feiern. Er freut sich darüber immer sehr. Ich lese sie ihm vor, wenn ich bei ihm bin. Selbst kann er das nicht, dafür sind seine Augen zu schlecht. Wer auch seine Freude an unseren Beiträgen hat, ist Thorstens Schwester. Sie bekommt auf diese Art so einiges mit, was ihr sonst wahrscheinlich ein Geheimnis geblieben wäre.

Thorsten ist aber nicht nur lustig und hat einen guten Humor. In manchen Dingen ist er mir auch ein Vorbild.

Er ist der Typ Mensch, der versucht, immer positiv zu denken, egal, was ist. Als Ärzte vor einiger Zeit bei ihm einen Tumor am Hals festgestellt hatten, hab ich mir natürlich furchtbar Sorgen um ihn gemacht und ihn gefragt, wie es ihm damit geht. Er meinte, es sei reine Zeitverschwendung, sich darüber Sorgen zu machen. Lieber denkt er positiv und nutzt seine Zeit sinnvoll, statt irgendwo in der Ecke zu weinen. Noch dazu geht ihm sein Diabetes viel mehr auf den Sack. Das hat mich ganz schön beeindruckt. Weil er es wirklich so gemeint und nicht nur so gesagt hat. Sein typischer Satz «Es muss ja weitergehen» hat dadurch für mich noch mal eine ganz andere Bedeutung bekommen.

Am Ende kam zum Glück die Nachricht, dass es doch kein bösartiger Tumor war. Ich war megaerleichtert. Thorsten natürlich auch. Klar hat er sich gefreut, aber auch wenn es nicht so gewesen wäre, hätte er sich davon wohl nicht unterkriegen lassen, wie wir ihn kennen.

Thorstens etwas andere Lebensgeschichte

Dass Thorsten so eine innere Stärke hat, kommt nicht von ungefähr. Er hat früh gelernt, sich durchzuboxen – auf allen Ebenen. Es ist bewundernswert, was für ein Kampfgeist in ihm steckt und wie viel er investiert hat, um heute so selbstbestimmt und selbstständig zu leben. Schon allein dafür, überhaupt Kampfsport machen zu dürfen und zu können, musste er sich richtig hart durchsetzen.

Thorstens ganzes Leben ist davon geprägt, dass man ihm nie etwas zugetraut hat. Das ging schon in der Schule los. Aufgrund seiner geistigen Behinderung ging er auf die Sonderschule, und selbst dort förderten ihn seine Lehrer nicht, sondern hackten entweder auf ihm herum oder ließen ihn einfach machen. «Ist gut so» oder «Lass gut sein» hat er oft gehört, und ich denke mal, dass das keinen pädagogischen Ansatz verfolgt hat. Auch seine Mutter hat ihm ständig vermittelt, dass er nichts kann. Das hat er so oft gesagt bekommen, dass er sich selbst auch nichts zutraute. Innerlich hat ihn das schon ganz schön kaputtgemacht, meint Thorsten, wenn er heute darüber spricht, und ich kann gar nicht glauben, wenn ich es so höre. Wie schafft ein Kind es, mit so was klarzukommen? Wir alle wissen, wie wichtig es ist, einem Kind Selbstvertrauen zu vermitteln und es zu unterstützen. Ich habe selbst zwei Kinder, und die Vorstellung, ständig auf ihnen rumzuhacken, statt ihnen Liebe zu geben, ist so grausam, dass ich gar nicht daran denken mag.

Dauernd auf den Deckel zu bekommen, war aber eigentlich nur eine Sache unter vielen, die Thorsten mitgemacht hat. Bei ihm zu Hause herrschten sowieso sehr unschöne Verhältnisse. Sein Vater war weggezogen, als er noch klein war, und die Mutter blieb als Alleinerziehende mit fünf Kindern zurück.

Thorsten erinnert sich, dass es zu Hause oft sehr laut war. Seine Mutter hatte immer viele Bekannte zum Feiern da, und es wurde viel gesoffen und sich auch hie und da geprügelt.

Da es bei Thorsten zu Hause so zuging, wie es zuging, hat er insgesamt sechs Jahre, von sieben bis dreizehn, im Heim verbracht, zusammen mit seiner kleineren Schwester. Die drei größeren Geschwister, die um einige Jahre älter waren als er, wurden in einem anderen Heim untergebracht. Die Mutter hatte damals im Rausch einen Unfall, und die Kinder wurden ihr daraufhin weggenommen. Ob das besser so war, ist die Frage für Thorsten. Er kannte es ja nicht anders zu Hause, und dass er und seine Geschwister ins Heim mussten, weil seine Mutter alkoholabhängig war, verstand er damals mit seinen sieben Jahren noch gar nicht. Er dachte lange, es sei wegen des Unfalls, dass seine Mutter nicht für sie sorgen könne.

Wie auch immer es zu Hause bei ihm gewesen ist, war er

lieber dort als im Heim. Im Heim gab es ein paar harte Brocken unter den Kindern, und es war eine verdammt schwierige Zeit für ihn, erzählt er. Er hatte zwar «Freunde», aber wegen seiner Behinderung nutzten sie ihn aus und setzten ihn unter Druck, mit ihnen Scheiß zu bauen. Wollte er nicht mitmachen, wurde er verspottet und ausgegrenzt. Als er dann als Teenager wieder nach Hause durfte, hatte er wenigstens sein eigenes Zimmer und seine Ruhe vor Gleichaltrigen, auch wenn seine Mutter Party machte. Er war dankbar dafür, dass eine Erzieherin im Heim sich dafür eingesetzt hat, dass er und seine Schwester wieder zurück zu ihrer Mutter durften.

Zu Hause konnte er bei allem Wahnsinn seine Zimmertür wenigstens einfach hinter sich zumachen und die anderen draußen lassen. Obwohl er sich gerne auch mal mit den Leuten seiner Mutter unterhielt. Manche, die bei ihnen zu Hause ein und aus gingen, waren nämlich nett zu ihm. Und wenn auch viele im Suff versprachen, was sie später nicht hielten, nahm doch einer ihn immer mal wieder zu HSV-Spielen mit, und ein anderer baute ihm eine Anlage zusammen, mit der er seine eigene Musik hören konnte statt die Partymusik im Wohnzimmer. Am liebsten hörte er Hörspiele, «Drei Fragezeichen» rauf und runter, bis er sie auswendig konnte, und Musik im Radio. Stundenlang beschäftigte er sich damit, Musik auf Kassette aufzunehmen und die Moderation rauszuschneiden. Voll Achtziger – ich musste mir erst mal erklären lassen, was er da gemacht hat. Ich kenne so was ja nicht mehr. Heute kann man immer und überall die Musik hören, die man will. Und auch in meiner Kindheit war das schon ähnlich. Für Thorsten war es damals jedenfalls eine zeitfüllende Angelegenheit, auf seiner Anlage Musik aus dem Radio mitzuschneiden.

Sein eigenes Zimmer war für Thorsten das Größte. Es machte ihm nicht so viel aus, morgens manchmal die Buddeln von der nächtlichen Party in der Wohnung wegräumen zu müssen. Und auch, dass seine Mutter auf ihm rumhackte und ihn ständig wissen ließ, dass sie ihn für bescheuert hielt, war nach den Schikanen, die er jahrelang im Heim erlebt hatte, für ihn auszuhalten. Er hat in seinen vier Wänden sein Ding gemacht, gerade weil oder obwohl er von seiner Mutter immer wieder zu hören bekam, dass er nichts draufhabe. Das Einzige, was sie ihm zugetraut hat, war, jeden Tag die Einkäufe zu erledigen. Einkaufen konnte er richtig gut. Jeden Tag ein voller Wagen, mal mit Bier, mal mit Milch, mal mit Cola - alles Mögliche, was es halt so braucht, erzählt er. Manchmal gemeinsam mit seiner kleinen Schwester. Das hat er richtig gern gemacht. Nur wenn seine Mutter ihn auch mitten in der Nacht losschicken wollte, weil das Bier ausging, hat er sich geweigert.

Als Thorsten sich mit dreizehn Jahren, kurz nachdem er aus dem Heim gekommen war, in den Kopf gesetzt hatte, Kung-Fu zu lernen und dafür nach Bergedorf hätte fahren müssen, durfte er das nicht. Seine Mutter traute ihm nicht zu, den Weg aus dem Hamburger Stadtteil Mümmelmannsberg mit den Öffentlichen alleine nach Hamburg-Bergedorf zu fahren. Da sei er sich vorgekommen wie ein kleines Kind, sagt Thorsten. Außerdem hat er ihr wirklich geglaubt, es nicht zu können. Dass ihn irgendjemand dorthin begleitet hätte, kam aber auch nicht infrage. In so einer Welt lebte Thorsten nicht, leider ...

Aber er blieb dran. Mit siebzehn hat er sich endlich durchgesetzt und mit Taekwondo angefangen. Mittlerweile war er alt genug, den Weg allein zurückzulegen. Das allein finde ich schon toll an seiner Geschichte – dass er sein Ziel so lange nicht aus den Augen verloren hat, obwohl es ihm so schwergemacht wurde, bis er es dann endlich alleine schaffen konnte.

Kampfsport zu machen, war ein echter Gamechanger für ihn. Er hat dort vieles gelernt, was für sein Leben extrem wichtig war. Er hat Selbstbewusstsein entwickelt und gemerkt, dass er etwas kann, wenn er gefördert wird und dranbleibt. Sein Lehrer war hart, aber sehr fair, und hat den Ehrgeiz in Thorsten angestachelt. Sogar so sehr, dass er sich Bücher zum Trainieren geholt hat, um mithalten zu können. Nach und nach hat er ein Gefühl für seinen Körper entwickelt und gemerkt, wozu er in der Lage ist. Das haben wir bei unserem Ausflug ins Gym dann auch gesehen und gestaunt, obwohl dreißig Jahre dazwischenlagen.

In der Kampfsportschule hat ihn außerdem jeder akzeptiert, wie er ist. Er gehörte dazu. Keiner hat ihn gehänselt und sich über ihn lustig gemacht, und er wurde immer unterstützt. Das ist Teil der Philosophie solcher Schulen und wird im besten Fall auch so gelebt. Für Thorsten waren das Erfahrungen, die er vorher nie gemacht hatte. Deswegen blieb er auch viele Jahre dabei, bis sein Diabetes ihm einen Strich durch die Rechnung machte. Sein Körper hat die Anstrengung irgendwann nicht mehr gepackt, und er musste mit dem Sport aufhören.

Nicht nur das Sportmachen, sondern auch das Arbeitengehen hat die Krankheit ihm vermiest. Durch seine Behinderung hatte er auf dem Arbeitsmarkt sowieso keine großen Aussichten. Mit siebzehn begann er, für ein paar Jahre in einer Behindertenwerkstatt zu arbeiten. Dann bekam er einen vom Arbeitsamt geförderten Platz in der Friedhofsgärtnerei, was er richtig gern gemacht hat, buddeln, pflanzen und sonst seine Ruhe haben. Das glaub ich ihm, dass er die dort hatte ☺. Als nach drei Jahren die Gelder gestrichen wurden und er seine Beschäftigung verlor, rutschte er in die Langzeitarbeitslosigkeit. Erst nach Jahren wurde er wieder in einem Job untergebracht – im Schanzenpark beim Aufräumtrupp. Da war sein Diabetes aber schon so weit fortgeschritten, dass er es körperlich nicht durchhalten konnte und nach zehn Monaten wieder aufhörte. Noch einmal arbeitete er für ein Jahr in der Behindertenwerkstatt. Dann musste er 2007 in Frührente gehen. Mittlerweile war körperliche Belastung nicht mehr wirklich möglich.

Bemerkenswert ist, dass Thorsten heute alleine lebt. Das tut er schon seit 2011. Damals ist seine Mutter gestorben, und er musste einen Weg finden klarzukommen, nachdem er so viele Jahrzehnte lang so wenig mitgegeben bekommen hat, um das zu schaffen. Thorsten hatte bis dahin von anderen eher vermittelt bekommen, was er alles nicht kann. Rauszufinden, was er kann, musste er sich hart erarbeiten. Dass Thorsten die Wohnung, die er vorher mit seiner Mutter geteilt hat, jetzt alleine bewohnt und mit unserer Unterstützung selbstständig lebt, sich um sich und seine Angelegenheiten kümmert, ist deswegen etwas Besonderes. Andere Menschen in seiner Lage wären vielleicht in ein Heim gekommen.

Wenn man Thorsten fragt, warum er sich trotz all der Rückschläge so viel getraut hat, sagt er, dass es der Kampfsport war, der ihn so aufgebaut hat. Er hat ihm auf lange Sicht ein selbstständiges Leben ermöglicht, weil er ihm Selbstbewusstsein vermittelt hat. Das ist meiner Meinung nach eine ziemlich tolle Sieger-Geschichte. Obwohl ich glaube, dass Thorsten auf jeden Fall schon vorher kämpfen gelernt hat. Er musste in seiner Kindheit so viel wegstecken. Dass er dabei nicht in die Knie gegangen ist und das Handtuch geworfen hat, ist ein Wunder. Als er anfing, Sport zu machen, war diese Kraft schon da, sonst hätte er gar nicht damit angefangen. Vor allem wenn man sich überlegt, wie lange er durchhalten musste, bis er umsetzen durfte, was er sich gewünscht hatte.

Diese enorme innere Widerstandsfähigkeit, ohne Unterstützung von außen, beeindruckt mich sehr. Nach allem, was Thorsten erlebt hat, gurrt er in die Sprechanlage, wenn ich klingle, ist gut drauf und scherzt rum. Er hat einfach nie seinen Humor verloren. Das scheint irgendwie ein Rezept zu sein, um gut durchs Leben zu kommen. Das lerne ich auch von meinen anderen Freunden und Freundinnen.

Sag, wie lebt es sich so?

Thorsten hatte es nicht nur durch die äußeren Umstände ganz schön schwer, sondern vor allem durch seine Behinderung. Immer noch bekommen Menschen mit Einschränkungen Spott ab und werden ausgegrenzt, aber in seiner Kindheit und Jugend war das noch stärker der Fall. Nach allem, was er erzählt, war er dem ziemlich ungeschützt ausgeliefert. Generell gab es, so wie es klingt, gesellschaftlich damals überhaupt kein Bewusstsein dafür. Das hat sich ein bisschen geändert, aber immer noch nicht genug.

In meinem Gespräch mit Thorsten bekommt man einen Eindruck davon, wie es sich anfühlt, immer auf den Deckel und nie eine Chance zu bekommen. Außerdem hat Thorsten ein paar spannende Gedanken zur Integration von Behinderten. Er weiß schließlich, wovon er spricht.

Thorsten, was, meinst du, hilft einem, innerlich stark zu bleiben, selbst wenn alle sagen, dass man nichts draufhat oder kann? So war es ja bei dir.
Ich hab immer genervt, immer weiter und weiter, wenn ich was wirklich wollte. Man darf nicht aufgeben.

Gibt es Dinge, die dich heute noch so richtig motivieren?
Heute eigentlich nicht mehr so. Ich bin nicht so der Typ, der irgendwelche Hobbys hat. Ich hab das alles hinter mir. Und gesundheitlich schaff ich das auch nicht mehr. Ich mach so weiter, so gut es geht.

Bist du gerne mit Menschen zusammen?
Na ja, geht so. Nicht so lange auf jeden Fall. Das ist schnell anstrengend für mich. Stundenlang irgendwas machen, kann ich nicht. Irgendwann ist man es auch einfach nicht mehr gewöhnt, wenn man viel alleine ist.

> Das meinte ich: Dass er manchmal so wirkt, als würde er gar keine Lust haben, weil ihm schnell alles zu viel wird.

Ich hab genug Action gehabt früher. Wir hatten damals ja auch reichlich Leute bei uns zu Besuch. Ich brauche echt nicht mehr so viel davon. Das geht heute auch gar nicht mehr für mich.

Na ja. Hinterher fühlt es sich dann doch ganz gut für ihn an. Man muss ihn nur ein bisschen zu seinem Glück zwingen. Und ihm helfen, seinen inneren Schweinehund zu überwinden ...

Aber wenn du mit Menschen zusammen bist: Was magst du an ihnen und was nicht?
Ich mag Menschen, mit denen man sich gut unterhalten kann. Und die nicht so nervös und hektisch sind. Scheiße ist, Dinge zu versprechen und sie dann nicht zu halten, so wie manche Freunde meiner Mutter damals. Aber mit manchen konnte ich mich auch stundenlang unterhalten, das hab ich gern gemacht.

Heißt behindert oder beeinträchtigt zu sein in unserer Gesellschaft automatisch auch, ausgeschlossen zu sein? Hast du das so erlebt?
Ja, hab ich. Man war immer getrennt von den anderen, zum Beispiel in Sonderschulen. Zum Teil ist das heute auch noch so, dass man ausgeschlossen ist. Aber heute haben die Behinderten mehr Rechte und Möglichkeiten und können eine Ausbildung machen und so. Früher hieß eine Behinderung zu haben, du kannst gar nichts. Man hat dir nichts zugetraut und Steine in den Weg gelegt.
Ich hab das so erlebt, man hat mir einfach nichts zugetraut

und gesagt, lass das lieber mal. Deswegen kann ich auch nicht wirklich lesen und schreiben. Dabei hätte ich es sicher lernen können, wenn man mich unterstützt hätte.

Findest du es gut, dass behinderte Kinder heute mit Kindern ohne Beeinträchtigung zusammen auf eine Schule gehen? Das Konzept gibt es in den Grundschulen und Gesamtschulen mittlerweile und auch in Kindergärten.
Es ist schon so, dass sich die Kinder dann aneinander gewöhnen und es sicher gut ist, dass man zusammen aufwächst und nicht getrennt. Dann hänseln die anderen Kinder Behinderte vielleicht nicht, wenn sie das von Anfang an kennen. Das ist gut gegen die Vorurteile: Der kann dies nicht, und der kann das nicht. Ich hab mir früher im Heim immer anhören müssen: «Der Spasti, der kann das sowieso nicht.» Dagegen hilft das sicher schon.
Aber schwierig ist es beim Lernen, weil heute alles so ein Affentempo hat. Das hältst du nicht durch. Das muss alles so schnell gehen, man muss alles schnell lernen und schnell mitmachen. Ein Behinderter hat da keine Chance, die meistens zumindest nicht.

Hattest du denn Freunde in deinem Leben?
Ne, eigentlich nicht. Da gab es nur die Leute, die ich von meiner Mutter kannte, die mich einigermaßen akzeptiert haben, aber Jugendliche eher nicht so. Die Freunde meiner Schwester manchmal. Aber die wussten alle, dass ich behindert bin. Das war dann nicht wirklich eine Freundschaft.
Beim Kampfsport war meine Behinderung egal. Das hat da keine Rolle gespielt. Aber es war halt nur Training einein-

halb Stunden, und danach ist man nach Hause gegangen. Obwohl in der Schule gab es einen, mit dem bin ich manchmal nach Hause. Der mochte auch Hörspiele, und wir haben unsere Kassetten immer ausgetauscht. Er hat von mir Hörspiele gekriegt und ich von ihm. Das war ganz schön. Eigentlich war das der einzige Kollege, mit dem ich zurechtgekommen bin.

> Oh, Mann. Ganz schön traurig. Ich wünschte, Thorsten hätte mehr davon im Leben gehabt. Es gibt doch nichts Wichtigeres als Menschen, mit denen man abhängen und Spaß haben und Dinge teilen kann.

Und wie ist es jetzt für dich?
Ja, jetzt hab ich euch. Dich und Seyf – mit euch verbring ich immer wieder meine Zeit.
Mit euch hab ich schon so einiges erlebt. Das ist schon cool. Die anderen Pflegedienste machen so was ja nicht.

Was würde dich glücklich machen, Thorsten?
Puh, schwer zu sagen. Glück ... das wäre für mich, wenn ich gesund wär. Kein Diabetes. Dann könnte ich wieder mehr machen und hätte vielleicht auch wieder mehr Lust auf Sachen: Musik hören und Hörspiele. Filme gucken. Das geht jetzt auch nicht mehr, weil ich nicht mehr gut sehe.
Aber ich habe einfach nicht mehr so Lust auf Dinge wie früher. Wenn man älter wird, lässt das nach, und es fehlt einem das Interesse und die Neugier.

Aber bist du denn mit deinem Leben, so wie es ist, zufrieden?
Joa, mal so, mal so. Aber der depressive Typ bin ich nicht. Ich hab zu viel erlebt, auch mit meiner Mutter, um einfach durchzuhängen und nicht weiterzumachen. Die war immer so scheiße drauf. So will ich nicht sein.

An Thorstens Geschichte versteht man, finde ich, ziemlich gut, dass es eigentlich gar nicht seine Beeinträchtigung an sich war, die ihm das Leben schwergemacht hat. Dass es zumindest nicht so hätte sein müssen, wenn andere ihn nicht deswegen ausgegrenzt und ihm das Leben schwergemacht hätten. Er selbst kann mit seiner Behinderung nämlich super leben, selbstverantwortlich und eigenständig. Und er hat ein paar wirklich kluge Sichtweisen aufs Leben, von denen wir uns alle eine Scheibe abschneiden könnten.

Seyf und ich nehmen Thorsten ernst, und zusammen können wir eine richtig gute Zeit verbringen. Hätte er Respekt und Integration noch woanders erlebt als in der Kampfsport-Schule und jetzt bei uns, hätte er es sicher leichter gehabt.

Was Thorsten dagegen wirklich einiges gekostet hat, war sein Diabetes: Diese Krankheit hat ihm das Leben unvermeidlich erschwert, weil sie ihm seine Selbstständigkeit und manches, was er sich hart erkämpft hatte, genommen hat.

Trotzdem habe ich Thorsten als einen Menschen kennengelernt, der sich nicht unterkriegen lässt und weiterkämpft. Manchmal eben auch, indem er Schwieriges auf die leichte Schulter nimmt, weil es ihm sein Leben erleichtert. Davor habe ich maximalen Respekt!

Heiko
«Heute gehört uns die Welt, Freunde!»

Es sind bei Weitem nicht nur Alte, die wir bei Pflege Smile versorgen. Auch jüngere Menschen, die auf Hilfe angewiesen sind, gehören zu unseren Patienten. Einer der ganz besonderen ist Heiko, und er ist einer der lustigsten Kerle, die ich kenne. Wäre Heiko gesund und würde hier durch Bergedorf ziehen, sich vielleicht mal gewollt oder ungewollt in eine Shisha-Bar verirren, in der ich gerade in dem Moment mit meinen Kumpels abhänge, bin ich überzeugt, wir würden ein paar Sprüche durch den Raum fliegen lassen, einige laute Lacher, und schon bald würden wir zusammenhocken. Und wir würden Freunde werden und uns wieder treffen.

Wir sind auch so Freunde geworden, aber unter ganz anderen Umständen. Gemeinsam in eine Shisha-Bar gehen, steht zwar auch mal auf dem Programm, ist aber nicht Alltag zwischen uns, weil es mit großem Aufwand verbunden ist.

Heiko ist nämlich mit erst dreiunddreißig seit fünf Jahren bettlägerig. Mit zwanzig hat er die Diagnose Multiple Sklerose, kurz MS, bekommen, eine Nervenkrankheit, die ihn, seitdem er achtundzwanzig ist, ans Bett fesselt.

Es ist mittlerweile mehr als drei Jahre her, da rief Heikos Mutter bei uns im Pflegedienst an und war ganz schön verzweifelt. Sie hat selbst MS und ist dadurch in ihren Möglichkeiten, ihren Sohn zu pflegen, sehr stark eingeschränkt. Als sie uns anrief, waren bereits alle Pflegedienste in der Umgebung, die infrage gekommen wären, abgesprungen. Die meisten waren mit Heiko nicht zurechtgekommen. Ich kenne die Details nicht und kann gar nicht so viel mehr dazu sagen. Ich weiß nur, und alle Follower von uns auf Social Media wissen, dass Heiko gerne mal Sprüche bringt, die anzüglich oder frech rüberkommen. Aber wir alle wissen auch, wie Heiko zu nehmen ist. Ich kann mir vorstellen, dass es vor allem für seine Pflegerinnen schwierig war, mit den Sprüchen umzugehen. Das kann man ihnen nicht verübeln, weil es natürlich ungleich schwerer ist, wenn man einem Menschen beim Pflegen und Versorgen so viel näher kommt als in einem Social-Media-Video. Auf Distanz kann man darüber lachen.

Gleichzeitig bin ich der Überzeugung, dass man akzeptieren muss, dass es für diejenigen, die durch Alter oder Krankheit solche Einschränkungen erleben, dass sie auf einen Pflegedienst angewiesen sind, manchmal wichtig ist, Grenzen zu überschreiten. Oder sagen wir es anders, es entspricht ihrer Intuition. Sie versuchen so, intensiver mit sich und den anderen in Kontakt zu kommen und zu spüren, dass da jemand ist, der reagiert, glaube ich. Die Reaktion ist dann vielleicht heftig und nicht nur positiv, aber Reaktion ist Reaktion. Im besten Fall nimmt man diese Grenzüberschreitungen als Pfleger mit Humor und lacht zusammen. Durch gemeinsames Lachen kann man diese Menschen abholen und noch eine ganz andere Ebene miteinander finden.

In der Ausbildung zum Pflegedienst wird immer eine notwendige Distanz gepredigt, um unseren Beruf auszuüben.

Ich stelle das zumindest teilweise infrage und lebe es bei meiner Arbeit anders, wie man sieht. Mich verbindet nicht umsonst eine Freundschaft mit einigen meiner Patienten, die erst möglich wird, wenn man bereit ist, bei jedem Einzelnen zu prüfen, wer das ist und wie er oder sie es meinen könnte, statt gleich zu blocken, weil der andere etwas sagt, das man sonst nicht so sagt, wenn man sich auf der Straße begegnen würde. Eine etwas weichere und durchlässigere Grenze, also auch einfach mal nicht hinhören, rechts rein und links raus, wenn ein vom Leben und von Einsamkeit gebeutelter Mensch etwas von sich gibt, was ich persönlich nehmen könnte. Das hilft bei der Arbeit und öffnet Türen, vielleicht sogar für eine richtig gute Beziehung. Das habe ich oft erlebt, eben auch bei Heiko. Keine Frage, das geht nur in einem bestimmten Maß. Sobald man sich als Pfleger oder Pflegerin bei einem Patienten so unwohl fühlt, dass es einem nicht möglich ist, sich zu überwinden, braucht es auf jeden Fall klare Ansagen und manchmal auch die Vorgesetzten, um das zu klären.

Und da saß ich dann, der Chef persönlich, bei meinem ersten Treffen mit Heiko. Wir wollten uns erst mal kennenlernen und schauen, ob das was mit uns wird, rein geschäftlich natürlich ☺. Wir haben bei unserem Gespräch schnell eine gemeinsame Ebene gefunden. Heiko trug ein Deadpool-Käppi und schon hatten wir was zu quatschen. Wir sind beide große Marvel-Fans, das teilen wir bis heute. Ich sah sofort, dass Heiko in keinem besonders guten Zustand war, er hatte Liegewunden und war unterernährt. Sowohl gemütsmäßig als auch körperlich war er nicht gerade gut drauf. Ist ja auch kein Wunder in seiner Situation, dachte ich mir. Und ich fand, dass er eine Chance verdient hatte und wir ihn aufnehmen sollten, gerade weil die anderen Pflegedienste ihn fallen gelassen hatten. Das wollte ich doch erst mal sehen, dass wir mit dem nicht zurechtkommen.

Klar, wir mussten uns in den vergangenen dreieinhalb Jahren auch erst mal zu dem Heiko vorarbeiten, den wir alle, auch unsere Community, als den unfassbaren Typen kennen, der einen immer mit Victory-Zeichen oder Ghetto-Faust und einem «Was geht, was geht, was geht!» begrüßt. Mittlerweile gehört Heiko zu meinen liebsten Patienten und ist für mich ein richtig guter Freund geworden. Ich freue mich immer auf meine Dienste bei ihm und nehme mir gerne auch außerhalb davon Zeit, um was mit ihm zu unternehmen. Das sehen auch unsere Follower gerne. Heiko hat sich mittlerweile zu einem der Lieblinge auf unseren Social-Media-Kanälen etabliert, weil er uns alle immer wieder hart zum Lachen bringt und durch seine Stärke imponiert.

Man sieht es in den Videos, er und ich haben wirklich viel Spaß zusammen und man kann an den Reaktionen erkennen, dass es unseren Freunden da draußen genauso geht. Mit keinem reiße ich lieber Witze als mit ihm, und keiner macht bessere Sprüche als er. Er hat einen großartigen Humor. Ja, keine Frage, der ist nicht gerade brav – alle kennen seine Löffelchen-Sprüche, die er mir bei fast jedem Nachtdienst in «verschiedensten Variationen» rüberschiebt –, aber braver Humor ist nun mal meistens auch nicht so witzig.

Heiko ist und bleibt für mich ein Phänomen, von dem ich viel lerne. Er ist seit Jahren ans Bett gefesselt und verliert seine Lebensfreude trotzdem nicht. Wenn ich zu ihm gehe, weiß ich nicht, was mich erwartet – das meine ich im besten Sinne, obwohl ich manchmal damit rechne, dass die Nachbarn vor der Tür stehen, um sich zu beschweren. Erstaunlicherweise ist das noch nicht passiert. Oft komme ich durch den kurzen Flur rein, und es läuft irre laute Musik – Rap oder Hip-Hop oder Techno. Heiko nimmt mich dann mit einem Grinsen und einem Song auf den Lippen in Empfang, und ich muss erst mal seine treue Freundin Alexa bitten, leiser oder auszumachen, weil man sein eigenes Wort nicht versteht. Er haut aber auch gerne einfach gleich zur Begrüßung einen Spruch raus, sobald er mich an seiner Bettkante stehen sieht. «Bämm Digga» ist meistens die passende Einleitung für das, was mich bei der Nachtschicht noch erwartet. Verarscht werden vor laufender Kamera zum Beispiel – damit muss ich leben und kann das auch gut und gern! Sowieso lasse ich am besten immer gleich die Kamera mitlaufen, wenn ich bei ihm reingehe, damit mir nichts durch die Lappen geht für unseren Content.

Unsere gemeinsamen Filme für Social Media haben viel damit zu tun, dass Heiko wieder so viel Freude am Leben hat. Nicht nur, dass wir ihn begleiten, ich als sein Freund und Pfleger und die anderen von unserem Pflegedienst, sondern auch seine Freunde da draußen, die wirklich mit Heiko mitfühlen und mitfiebern. Die nach ihm fragen und sich interessieren. Das macht für ihn den Unterschied. Einen entscheidenden.

Heiko war damals einer derjenigen, die mich sehr ermutigt haben, mit dem Social-Media-Ding anzufangen und so meinen Pflegedienst nach vorne zu bringen. Er hat gesagt: «Mach dein Ding, sei wie du bist und lass die anderen daran teilhaben.» Und das habe ich gemacht und damit nun solchen Erfolg. Ich kann sagen, dass ich nur dank ihm, Oma Lotti und den anderen so erfolgreich bin. Mit den Videos, die Heiko und ich am Anfang gemeinsam gedreht haben, sind wir irgendwie nicht so wirklich durchgestartet. Deswegen ist es irgendwann auch wieder eingeschlafen. Erst als Oma Lotti so viel Interesse über unseren Social-Media-Kanal entgegengebracht wurde, hat auch Heiko wieder richtig Lust bekommen, dabei zu sein. Und seitdem ich seit Anfang des Jahres 2024 regelmäßig Nachtdienstschichten bei Heiko habe, haben wir angefangen, vor allem in diesem Rahmen unsere Videos zu drehen. Davor hatten wir uns gemeinsam öfter mal mit einem Foto und kleinen Text blicken lassen, aber das zieht längst nicht so viel Aufmerksamkeit wie bewegtes Bild. Die Videos mit Heiko sind dagegen beim zweiten Anlauf richtig durchgestartet.

Für ihn ist die Social-Media-Plattform seitdem eine Tür zur Außenwelt geworden. Er gehört zu den wenigen meiner Patienten, die selbst auf Insta, TikTok und Co unterwegs sind und kann deswegen für sich verfolgen, welchen Traffic er erzeugt. In den Räumen, die sich ihm dadurch geöffnet haben, fühlt er sich wahrgenommen und gesehen, nachdem er jahrelang allein in seinem Zimmer im Bett gelegen und nur mit Pflegedienst und Familie Kontakt gehabt hat. Jetzt schreiben ihm Leute, kommentieren, was er sagt, und wollen wissen, wie es ihm geht. Wenn Heiko mal einige Zeit nicht in den Filmen auftaucht, bekomme ich Kommentare und Nachfragen. Die Leute fragen, wo er war. «Ich bin hier in meinem Bett, wo seid ihr, liebe Freunde?» ist dann gerne mal die leicht ironische Antwort, die er mit einem Lachen in die Welt rausschickt.

Derart im Mittelpunkt zu stehen, ist für Heiko großartig. Es ist einfach belebend für jemanden, der ans Bett gefesselt ist, so viel Aufmerksamkeit zu ziehen. Wir reden hier ja mittlerweile von im Schnitt zwischen 30000 und 40000 Menschen, die unsere gemeinsamen Beiträge liken, von denen Hunderte, manchmal Tausende noch persönlich einen Kommentar schreiben.

Besonders stolz ist Heiko auf ein Werbevideo für ein Xiaomi-Handy, bei dem er und ich mit unserer Freundschaft die «Helden der Nacht» sind. Es zeigt, wie wir gemeinsam lachen und das Leben genießen und wie sehr unsere Freundschaft die Nächte, die wir zusammen verbringen, zu etwas Besonderem machen. Dafür mussten wir uns kein bisschen verstellen und konnten uns genauso zeigen, wie wir sind. Das hat mich selbst auch sehr stolz gemacht.

Heikos Leidensgeschichte

Heikos Geschichte beeindruckt auf jeden Fall. Die Kommentare unserer Follower überzeugen mich davon, dass es nicht nur mir so geht. Wir alle nehmen so vieles für selbstverständlich im Leben. Zum Beispiel unsere Gesundheit. Aber das ist sie nicht. Heikos Geschichte führt einem das sehr deutlich vor Augen.

Heiko war zwanzig, als ihm Multiple Sklerose (MS) diagnostiziert wurde. Diese Krankheit betrifft in seiner Familie nicht nur ihn, sondern auch seine Mutter und seinen Onkel. Er wusste, was die Diagnose bedeutete, auch wenn ihm noch nicht klar war, welchen Verlauf MS bei ihm nehmen würde. Sein Onkel ist mittlerweile an den Komplikationen, die die Krankheit mit sich bringen kann, gestorben. Heiko hat seinen Verfall noch genau vor Augen, wie sein Körper nach und nach abgebaut und er am Ende nur noch sabbernd im Rollstuhl gesessen hat. Ein Bild, das sich ihm tief einprägte. Seine Mutter ist dagegen in einer relativ guten Verfassung. Sie ist noch mobil und kann selbstständig leben, wenn auch mit Einschränkungen. Heikos Geschwister, zwei Schwestern und ein Bruder, blieben von der Krankheit verschont.

Bei jedem nimmt die Krankheit einen anderen Verlauf, sie kommt in unabsehbaren Schüben. Mögliche Behandlungen und Therapien schlagen unterschiedlich und ganz individuell an. Das Einzige, was man mit Sicherheit sagen kann, ist, dass MS bisher unheilbar ist. Das Immunsystem greift dabei das Nervensystem, also Gehirn- und Rückenmark, an und schädigt es, sodass Signale nicht mehr richtig übertragen werden können. Die Symptome der Krankheit können sehr unterschiedlich sein. Auf jeden Fall funktioniert der Körper irgendwann nicht mehr wie gewohnt. Starke Müdigkeit, Sehstörungen, Taubheitsgefühle bis hin zu Schwierigkeiten beim Gehen oder Sprechen können auftreten.

Bei Heiko zeigte sich zum Beispiel zuerst ein Taubheitsgefühl in den Fingerspitzen seiner linken Seite, irgendwann in der gesamten Hand, und nach einer gewissen Zeit kribbelte sein ganzer Arm. Dieses Gefühl hatte sich nach und nach aufgebaut und wollte einfach nicht mehr weggehen. Keine Behandlung half, keine Physiotherapie, keine Zusatzstoffe gegen Mangelerscheinungen, nichts. Nach circa zwei Jahren kam Heiko mit anhaltenden Beschwerden dann in die Uniklinik. Dort wurde ihm Rückenmarksflüssigkeit entnommen, eine echt schmerzhafte Angelegenheit, um eine Diagnose zu stellen. Und die war niederschmetternd. Er hatte die gleiche Krankheit wie seine Mutter und sein Onkel. Heiko erzählt heute, er habe geheult wie ein Schlosshund, als er es erfuhr. Nach dem, was er in seiner Familie gesehen hat, ist es kein Wunder, dass er vom Schlimmsten ausging.

Ich kann mir gar nicht ausmalen, wie er sich gefühlt haben muss. Damals war Heiko zwanzig. Das ist so jung, und er stand mitten im Leben oder eigentlich noch an seinem Anfang. Er arbeitete damals nach einer Ausbildung zum Einzelhandelskaufmann als Verkäufer bei Kaufland, zog gerne durch die Gegend, kannte die Leute in Bergedorf, hatte Freunde, liebte Musik, genau wie heute, und hatte noch viel vor – wie das halt so ist in dem Alter. So wie ich Heiko heute kenne, nehme ich an, dass er auf jeden Fall Spaß am Leben hatte. Die Diagnose nahm ihm erst mal all seine Hoffnung. Er hat eher seinen verstorbenen Onkel als seine Mutter vor sich gesehen.

Nach dem ersten Schock fing Heiko sich aber wieder. Er arbeitete weiter, feierte weiter und lebte sein Leben wie vorher. Irgendwie nachvollziehbar und wahrscheinlich hätten es viele von uns so gemacht. Er wollte seine Diagnose am liebsten vergessen und um das zu können, hat er sich verhalten, als wäre nichts und er so gesund wie er jung war. Nur dass dem nicht so war und in diesem Fall nicht vernünftig, sich so zu verhalten. Es gibt viel, was man tun kann und muss, um Multiple Sklerose, so weit es geht, auszubremsen. Er hätte Therapien in Anspruch nehmen sollen, trainieren gehen und möglicherweise auch ein paar Dinge lassen, die eher schaden als nützen. Heute wünscht sich Heiko, er hätte sich selbst mehr in den Arsch getreten und kapiert, wie nötig das ist. Er sieht an seiner Mutter, die sehr diszipliniert im Umgang mit ihrer Krankheit ist, wie viel es ihm gebracht hätte. Aber er weiß natürlich, dass nicht mehr rückgängig zu machen ist, was er versäumt hat.

Die Krankheit nahm bei ihm dann auch einen relativ schnellen Verlauf, trotz der frühen Diagnose. Als er und seine Freundin sich nach fünf Jahren trennten, hat er aufgegeben und keinen Sinn mehr im Leben gesehen, erzählt er. Er hat sich damals ins Bett gelegt und wollte nicht mehr aufstehen.

Für Heiko spielt es auch heute noch eine sehr große Rolle, eine Frau an seiner Seite zu haben. Nichts wünscht er sich mehr als das. Verständlich, wir suchen alle nach unserem Gegenüber, mit dem wir durchs Leben gehen und glücklich werden können. Ich habe mit Heiko schon so einige «Ladys da draußen, meldet euch!»-Dating-Posts rausgeschickt, um für ihn eine Frau zu finden. Sein Leben kann und will er sich jedenfalls nicht ohne Frau vorstellen. Seine Krankheit ändert daran gar nichts, im Gegenteil. Damals hat ihn die Trennung von seiner Freundin völlig aus dem Leben katapultiert. Das war mehr als Liebeskummer. Wenn er mir die Geschichte heute erzählt, frage ich immer nach, weil ich gar nicht glauben kann, dass sich jemand sozusagen freiwillig, also zumindest nicht eingeschränkt durch seinen Körper, ins Bett legt, gar nicht mehr aufsteht und nicht rauswill aus seinen vier Wänden. Aber so war es bei Heiko. Für mich aus heutiger Sicht ist vollkommen klar, dass er in eine handfeste Depression reingerutscht war.

Den ganzen Tag im Bett zu liegen und sich nicht zu bewegen, war dabei das Schlechteste, was er machen konnte. Jeder Körper braucht Bewegung, aber Heikos hätte das umso mehr gebraucht. Seine Krankheit erfordert Kampf, um dagegen anzugehen. Zu kämpfen ergab für ihn aber nach der Trennung keinen Sinn mehr.

In dieser Depressionsphase machte seine Krankheit einige starke Schübe und manövrierte ihn in einen Teufelskreis. Je mehr sich sein körperlicher Zustand verschlechterte, desto weniger Sinn sah er darin, jemals wieder aufzustehen. Irgendwann konnte er auch nicht mehr aufstehen, selbst wenn er gewollt hätte. Sein Körper war steif geworden, seine Muskeln hatten abgebaut und seine Beine bereits begonnen, Kontrakturen, also Verdrehungen, zu entwickeln. An aufstehen war gar nicht mehr zu denken.

Zwei Jahre war Heiko schon bettlägerig, als ich ihn kennenlernte und wir ihn in unseren Dienst übernommen haben. Wir mussten uns erst mal ganz schön Mühe geben, um ihn wieder aufzupäppeln, zumindest so weit es ging. Um ihn zu unterstützen, waren wir dreimal am Tag bei ihm. Das war eine enorme Erleichterung für ihn. Wenn man Heiko heute fragt, hat sich sein Leben komplett verändert, als Pflege Smile in sein Leben kam. Ein schöneres Kompliment kann man als Pfleger und Pflegedienst nicht kriegen.

Körperlich ist Heiko leider nicht ganz so stabil, wie er es seelisch mittlerweile ist. Zwischendurch musste er sogar ins Krankenhaus, weil er so unterernährt war. Es war wirklich schwer, was in den Typen reinzukriegen - außer Nuggets von Mecces. Und Goldene Karte hin oder her, die Heiko von McDonald's bekommen hat, nachdem die auf unseren Videos mitgekriegt haben, wie verrückt er nach dem Zeug ist - immer McDonald's geht nun mal auch nicht.

Wir konnten bei der Krankenkasse eine Magensonde zur künstlichen Ernährung für ihn durchsetzen. Die Entscheidung dafür lag auch bei Heiko, und es war wirklich schön zu sehen, dass er dazu bereit war. Hätte er es verweigert, hätte sein Zustand lebensbedrohlich werden können. Dass er der Magensonde zugestimmt hat, bedeutete, dass er sein Leben weiterleben wollte und einen Sinn darin sieht. Als er aus dem Krankenhaus nach Hause kam, ganz schön abgemagert, aber auf dem Weg der Besserung, haben wir uns erst mal an die Community gewandt, um sie zu beruhigen. Sie hatte lange nichts von Heiko gehört und wollte wissen, was los ist. Die Operation war gefährlich, und wir haben alle mit Heiko gefiebert, dass sie gut geht. Und das ist sie zum Glück. Mittlerweile hat Heiko einige Kilos zugenommen und sieht richtig schick aus. Außerdem ist sein Gesundheitszustand stabiler, und es haut ihn nicht gleich alles um.

Mit dem Antrag für die Magensonde ging auch einer für eine Vollzeitpflegestelle einher. Das heißt, dass im Acht-Stunden-Wechsel immer jemand bei ihm sein kann. Seit Januar 2024 ist das so.

Verrückterweise hatte ich, als der Antrag durchging, überhaupt nicht ausreichend Personal, um das abzudecken. Also haben Heiko und ich ein Video gepostet, in dem wir ausgebildete Pfleger und Pflegerinnen darum gebeten haben, sich bei unserem Team zu bewerben. Er war damals schon superbeliebt auf Social Media, und der Content hat viele Leute erreicht. Was soll ich sagen: Es war echt irre und hat geklappt. Viele haben sich gemeldet. Wir mussten erst mal schauen, wer wirklich passt und seinen Job gut macht. Mittlerweile hat Heiko fünf Leute im Wechsel an seiner Seite, darunter auch oft mich im Spät- oder Nachtdienst, in dem ich viel gemeinsame Zeit mit ihm habe. Wir schauen dann Sport oder gucken zusammen Filme, am liebsten Marvels, darüber sind wir uns einig. Oder wir hören Musik, auch da teilen wir einen Geschmack und hören gemeinsam Deutschrap. Und was Heiko richtig gerne macht, das hatte er auch schon vor unseren gemeinsamen Videodrehs auf YouTube «professionalisiert», ist Lip Sync. Es ist unglaublich für mich, wie viele Songs Heiko auf dem Kasten hat. Und das sind bei Weitem nicht nur Rap-Songs. Die ganze Bandbreite, über Funk and Soul, Achtziger-Hits und alles, was danach kam. Ich gebe mir Mühe, die Kamera immer im Anschlag zu haben, damit keiner den Spaß verpasst, wenn Heiko mit «synct».

Seitdem er wieder eine Playstation hat, können wir auch zusammen zocken. Das war über längere Zeit nicht so. Denn Heiko hatte vor ein paar Jahren, fragt mich nicht wieso, die Angewohnheit, immer seine Zimmertür zum Hausflur offen zu lassen. Das heißt, jede Person konnte bei ihm rein- und rauslaufen, auch Fremde. Eines Nachts kam dann einfach jemand zur offenen Türe herein und hat ihm seine Playstation 4 geklaut. Heiko konnte natürlich nichts machen und musste schimpfend zusehen. Weg war der Spaß, auf Wiedersehen Spielvergnügen! Mal abgesehen davon, dass er seine Tür seitdem geschlossen hält, hatte er anschließend keine Möglichkeit mehr zu zocken und sich lange keine neue nachgekauft. Jedenfalls rief mich irgendwann mein Freund Rafal an und fragte, ob er mir irgendetwas Gutes tun könne, und da fiel mir gleich Heiko ein. Dem könnte er mit einer neuen Playstation an seinem Krankenbett einen riesigen Gefallen tun und mir gleich mit – es sorgt für Abwechslung in den langen Nächten, in denen Heiko nur wenig schläft. Als wir damit in Heikos Zimmer kamen, wohlgemerkt, nachdem ich die Türe aufgeschlossen habe, hättet ihr sein Gesicht sehen sollen. Er war ganz schön fassungslos und – gerührt! Seinen Kommentar, den er raus in die Welt geschickt hat, finde ich unvergesslich: «An die Person, die meine PS4 damals einfach mitgenommen hat: Lies zwischen den Zeilen. Ich hab jetzt ne PS5.» Was soll ich da noch erklären – lest zwischen den Zeilen.

Die Community wird oft mit «Freunde, heute gehört uns die Welt!» begrüßt. Da will man schon live dabei sein, wenn Heiko sie dann erobern darf. Unsere Ausflüge sind deswegen die absoluten Höhepunkte unserer gemeinsamen Zeit, auch auf Social Media.

Wir konnten im vergangenen Jahr pünktlich zum Sommerstart einen Rollstuhl für Heiko organisieren, den er selbst fahren kann und der für seine kontaktierten Beine geeignet ist. Perfekt, um gleich gemeinsam was zu unternehmen. Der erste Ausflug, das muss ich zugeben, ist noch nicht so ganz rund gelaufen. Heiko musste erst lernen, den Rollstuhl über die Fernsteuerung zu fahren, das ist gar nicht so einfach. Bei dem Versuch hat er mich erst mal an die Wand gefahren. Ehrlich, kein Scheiß – im Fahrstuhl, voll zwischen die Beine, dorthin, wos am meisten wehtut. Nicht so schlimm – ging vorbei. Viel schlimmer war, dass er danach ständig auf die Straße gefahren ist – ich glaube, weil ers lustig fand. Meinen Humor hat das nicht so ganz getroffen, spätestens als von hinten Autos kamen, fand ichs nicht mehr zum Lachen. Zwischendurch haben Seyf und ich versucht, ihn zu schieben, um den Typen mit seinem Gefährt unter Kontrolle zu bringen – das war allerdings fast unmöglich, weil der Rollstuhl sich kaum schieben lässt und nur mit Motorantrieb ordentlich fährt. Aber Heiko hat dann zum Glück doch irgendwann eingesehen, dass sein Rollstuhl noch eine ganze Ecke schneller sein müsste, um im Autoverkehr mitfahren zu dürfen, und sich kleinlaut neben uns auf dem Gehsteig eingereiht. Bis auf ein paar ungewollte Extraschlenker liefs dann auch. Ich glaube, mit Heiko ist sein Freiheitsgefühl einfach durchgegangen, sich draußen unter eigener Kontrolle bewegen zu können. Das muss ein Hammergefühl für ihn gewesen sein. Bis auf ein paar wenige Ausflüge mit einem herkömmlichen Rollstuhl, mit dem er geschoben werden musste, hat Heiko die letzten fünf Jahre im Bett gelegen. Ein paar Trips ins Krankenhaus könnte man noch mitzählen, wenn man ganz genau und zynisch sein wollte. Das wars. Jedenfalls alles nicht selbstbestimmt. Deswegen war dieser erste Ausflug mit seinem neuen selbststeuerbaren Rollstuhl verständlicherweise was wirklich Besonderes für ihn, und er musste erst mal durch die Gegend heizen und schauen, was geht. Am Ende des Tages war Heiko jedenfalls superhappy und Seyf und ich mindestens genauso froh, dass er glücklich war und alles gut gegangen ist. Es gab aber noch Spielraum für Verbesserung - es blieb ja auch nicht unser letzter Trip. Mittlerweile waren wir auch gemeinsam in der Shisha-Bar, wie es sich gehört. Und auf dem Stadtfest, wo Heiko seit zehn Jahren nicht mehr gewesen ist. Und natürlich essen. Meistens sind wir, wenn wir losziehen, gleich eine ganze Gang. Seyf und ich sowieso. Zu zweit muss man mindestens sein, um Heiko aus dem Bett zu holen und in den Rollstuhl zu setzen, und manchmal noch einer von unseren Kumpels zum Filmen, damit unseren Heiko-Fans nichts entgeht. Ab und zu ist außerdem mein Bruder dabei. Es ist immer lustig, zusammen unterwegs zu sein, und es wird viel rumgealbert. Heiko lacht dabei auch gerne mal über sich selbst, das ist eine seiner besten Eigenschaften. Mal abgesehen davon, dass er Behindertenwitze macht - er meint, er dürfe das. Ich erzähle hier jetzt keinen, ich darf das nämlich nicht ...

In jedem Fall ist es großartig, Heiko raus ins Leben zu lassen und ihn dabei zu begleiten. Jeder Mensch braucht das, egal wie alt. Ich sehe bei all meinen Patienten-Freunden, wie wichtig und schön das für sie ist. Aber bei einem, der erst dreiunddreißig ist, umso mehr. Ich bin genauso alt wie Heiko, ich weiß, wovon ich rede.

Sag, wie steht man immer wieder auf?

Heiko hat wirklich so einige Täler in seinem Leben durchlaufen und ist immer wieder nach oben getaucht. Das ist bewundernswert, wie ich finde. Für mich als fast Gleichaltrigen umso mehr. Man knüpft sein Glück und was einem Freude macht, an bestimmte Voraussetzungen, besonders wenn man jung ist und noch so einiges an Abenteuern erwartet. Man hat Pläne und Träume. Aber was, wenn einem das Leben einen Strich durch die Rechnung macht? Wie hält man dann seinen Lebensmut zusammen? Das kann ich Heiko fragen, dafür sind wir Freunde.

Er ist ein echtes Stehaufmännchen. Ihn so zu nennen, ist nicht zynisch gemeint. Er kann zwar nicht auf seinen zwei Beinen stehen, aber innerlich habe ich selten jemand so Standfesten und Tapferen erlebt wie ihn. Deswegen habe ich mich mit ihm darüber unterhalten und außerdem versucht, noch ein paar Lebensweisheiten von ihm abzugreifen. Die darf man von jemandem, der Schicksalsschläge wie er erlebt hat, nämlich mal wirklich ernst nehmen.

Was hat dich damals, als du die MS-Diagnose bekommen hast, motiviert weiterzumachen?
Das war meine Freundin. Für sie hat es sich gelohnt. Die Hoffnung, ein gemeinsames «normales» Leben zu führen. Als wir uns dann getrennt haben, ist mir der Sinn zu leben zunächst verloren gegangen. Da hatte ich keine Hoffnung mehr.

Deine Krankheit hat dich bald so richtig eingeholt, und du bist bettlägerig geworden.
Wie hast du dann doch die Kraft gefunden, dich wieder aufzurappeln, zumindest seelisch?
Das ist der Löwe in mir, glaube ich.

Heiko ist Sternzeichen Löwe. Und egal, was man von Sternzeichen halten will, manche Eigenschaften passen schon erstaunlich gut auf ihn. Etwas, was den Löwen zum Beispiel besonders ausmacht, ist seine kämpferische Natur und seine innere Kraft. Löwen sind mit viel Optimismus ausgestattet und wissen, dass alles irgendwie gut wird. Das beschreibt Heiko schon ziemlich genau, muss ich sagen – so kenne ich ihn.

So ganz hattest du deinen Lebenswillen nicht verloren, oder?
Ne, irgendwie nicht. Nicht ganz.
Und dann bin ich zu Pflege Smile gekommen, und die ganze Social-Media-Sache hat angefangen. Das hat mich auch rausgezogen aus meiner Depression.

Dass Social Media für ihn ein großer Antrieb war, passt auch gut zu seinem Sternzeichen. Einem Löwen sagt man ein gutes Selbstbewusstsein nach und dass er Bock hat, im Mittelpunkt zu stehen. Das können, glaube ich, alle, die Heiko kennen, bestätigen. Viele kennen ihn ja schließlich aus dem Netz.

Was sind deiner Meinung nach die Dinge, die einen halten und durchtragen? Für die es sich zu leben lohnt?
Für die Liebe lohnt es sich zu kämpfen und zu leben.

Das ist sehr schön. Danach suchst du auch immer noch, nicht wahr?
Ja, ich gebe die Hoffnung nicht auf.

Da ist er wieder – der Löwe!
Ja.

> Bei einem Post, den wir zusammen gemacht haben, um eine Frau für ihn zu suchen, habe ich erfahren, dass das dann die Nummer sieben wäre - seine Glückszahl. Ich konnte mir also ausrechnen, wenn Heiko mit einer Frau vor der MS-Diagnose bis zu seiner Depression zusammen war, muss er bis zu seinem zwanzigsten Geburtstag fünf Freundinnen gehabt haben. Wow! Nicht schlecht. «Kleiner Player», wie er so schön sagt.
> Jedenfalls hat Heiko über den Post damals keine Frau gefunden, was aber nicht daran lag, dass sich keine Frau gemeldet hätte, sondern daran, dass Heiko sehr anspruchsvoll ist. Er hat ganz bestimmte Vorstellungen.
> Klein muss sie sein, das ist ihm wichtig ...

Gibt es ganz konkrete Dinge, die du tust, um gut durch deinen Tag zu kommen?
Ganz viel Musik hören, Insta checken, fernsehen, zocken.

Was sind deiner Auffassung nach gute Ziele oder Wünsche für einen Menschen, die ein Leben wirklich sinnvoll machen?
Erfolg im Beruf und Erfolg im Leben.
Und wahre Freunde erkennen. Ich wurde wirklich oft enttäuscht. Einfach weil ich ein Herzensmensch bin. Da wird man oft ausgenutzt.

Was würdest du Menschen, die das Glück haben, ohne Einschränkung leben zu können, als Rat mitgeben?

Lebt euer Leben, so gut es geht! Schiebt nicht alles nach hinten.
Und habt keinen Stress mit der Familie und guten Freunden. Sie sind so wichtig.

Wie ist es mit deiner Familie?
Meine Eltern kommen jeden Sonntag. Sie geben mir ganz viel Kraft.

Und deine Geschwister?
Wir haben auch ein gutes Verhältnis, aber die haben alle ihr eigenes Leben. So oft sehen wir uns nicht.

Wer oder was inspiriert dich, Heiko?
Der Musiker Marteria. Marsimoto nennt er sich auch. Die Texte finde ich inspirierend, genau wie ihn als Mensch. Er ist sehr natürlich. Nicht so ein Harter wie Farid Bang oder Kollegah.

Welche Eigenschaften sind dir bei Menschen besonders wichtig?
Ehrlichkeit, Treue und verständnisvoll sein. Also Empathie.

Und Natürlichkeit offensichtlich.
Ja, das stimmt.

Welche Superkraft hättest du gern?
Die von Batman, der hat nämlich gar keine Superkräfte, sondern ist einfach nur wahnsinnig smart.
Oder die Gerissenheit vom Joker.

Auch keine typische Superkraft. Und passt auch nicht zu dir, finde ich.
Aber gut wäre es schon – nicht gleich alles zu präsentieren und zu zeigen. Dann hat man es leichter, weil man sich nicht so verletzlich macht.

Wie definierst du Glück?
Glück ist weitläufig. Aber eigentlich bedeutet Glück zu leben.

Was mir durch Heiko definitiv immer wieder bewusst wird, ist, dass es gar nicht so sehr darum geht, was man macht oder machen kann – je nachdem, was einem im Leben möglich ist –, sondern dass es darum geht, *wie* man Dinge macht. Nämlich indem man sich voll einlässt und sie mit Leib und Seele tut. Das macht das Leben schön und lebenswert. Und so ist Heiko. Er ist für mich und alle, die ihm folgen, deswegen eine Inspiration. Ganz sicher würde er sich sein Leben anders wünschen. Aber er lacht und kämpft. Und er hat nicht nur Spaß, sondern er verbreitet auch Spaß. Das ist bewundernswert.

Barbara
«Mit 80 kann ich mir so allerlei leisten»

Barbara, Barbara – sie spaltet die Gemüter. Die einen lieben sie, die anderen empfinden sie als grenzüberschreitend. Ich für meinen Teil gehöre zur ersten Gruppe. Barbara ist, meiner Meinung nach, ein ganz besonderer Mensch. Ich kenne viele Facetten von ihr, das darf ich sicherlich sagen, als ein Mensch, der mittlerweile drei Jahre bei ihr ein und aus geht und sich gemeinsam mit seinem Team um sie kümmert. Und ich finde sie sehr liebenswert.

Sie war eine meiner Patientinnen der ersten Stunde, und was sie zu mir geführt hat, ist so besonders wie unser Verhältnis heute. Ich stand mit Pflege Smile noch komplett am Anfang und unser Weg, Patienten zu finden, war, Anzeigen zu schalten und Flyer zu verteilen. Das lief allerdings ganz schön ins Leere. Niemand meldete sich, und ich spreche von tausend Flyern und zig Anzeigen – außer Barbara. Sie nahm Monate später, nachdem sie einen unserer Werbe-Flyer aus ihrem Briefkasten gefischt und aufgehoben hatte, den Hörer in die Hand und rief bei uns an. Soweit ich weiß, blieb sie die Einzige, die auf diesem Weg zu uns kam. Das räumt ihr einen Sonderstatus ein. Ich hatte mir vorher gesagt, dass sich der ganze Aufriss gelohnt hat, wenn sich zumindest eine Person wegen der Flyer bei uns melden würde. Und so kam es. Für Barbara hätten sich auch 10 000 Flyer gelohnt.

Barbara war sich anfangs nicht sicher, ob sie Hilfe benötigt und hat deswegen noch einige Zeit gewartet, bei uns anzufragen. Mittlerweile besucht sie unser Pflegedienst dreimal am Tag, hilft ihr beim Haushalt, Einkaufen, Duschen und kümmert sich um die Medikamentengabe. Ich schaue so oft es mir möglich ist bei ihr vorbei und vor allem gerne, wenn ich ein wenig Zeit mitbringen kann. Mit Barbara lohnt sich ein Plauderstündchen immer. Ich komme selten ohne einen Hammerspruch bei ihr raus und freue mich, ihn mit ihrem Einverständnis für die Community zu posten.

Direkt als ich Barbara kennenlernte, habe ich sie gefragt, ob sie bei Social Media mitmachen würde. Ich hatte damals gerade angefangen, Videos mit Erwin zu posten und so Werbung für Pflege Smile zu machen. Mir war klar, dass es viele Menschen geben würde, die Barbara genauso lustig und originell fänden wie ich. Und so ist es. Die meisten Leute lieben Barbara dafür, dass sie so schamlos offen und direkt ist. Sie trägt ihr Herz auf der Zunge und sagt, was ihr in den Sinn kommt. Da wird nichts zensiert und nicht lang überlegt, ob man das jetzt so sagen kann oder darf oder sollte. Barbara sagt es einfach.

Sie kann die liebsten und herzlichsten Komplimente machen und gleichzeitig zeigen, dass sie eine ganz harte Nuss ist. Nachdem ich mich mal länger nicht bei ihr habe blicken lassen, weil ich viele Nachtdienste hatte und dann auch noch krank war, bekam ich vor lauter Freude ein Ständchen gesungen: «Was kann der Rashid denn dafür, dass er so schön ist, was kann der Rashid denn dafür, dass man ihn liebt.» Ja, das geht runter wie Öl. Aber gleich hinterher, damit ich mir auch ja nichts einbilde – die Gefahr besteht nämlich bei mir –, meint Barbara: «Nein, nein, dass du nicht vorbeigekommen bist, bricht mir nicht das Herz, bilde dir ja nichts ein. So toll bist du nicht.» So ist sie – ich feiere sie dafür. Barbara hat zwei Arten, mir Komplimente zu machen, einmal voller Lob, was für ein toller Mensch ich bin und wie gern sie mich hat, wie gut ich aussehe, gerne noch mit einem Diss hinterher, damit ich nicht zu eingebildet werde. Und dann gibt es noch die Version Komplimente, bei denen sie durch anzügliche Sprüche zeigt, wie sehr sie mich mag. Sprüche, die ihrer tiefen verrauchten Stimme alle Ehre machen. Da bekomme ich dann erzählt, dass sie von mir geträumt und gestaunt habe, als ich die Badehose runterließ – wozu sie mich in ihrem Traum aufgefordert hat, wohlgemerkt. Selbst im Traum würde ich das nicht freiwillig machen.

Klar ist mir das ein bisschen peinlich, auch wenn ich hier so davon erzähle. Aber vor allem ist es witzig, finde ich, und ich musste wirklich sehr, sehr lachen, als sie die Geschichte rausgehauen hat. Na ja, und die Barbara meint halt, Träume seien doch dafür da, um zu verarbeiten, was in der Realität nicht verarbeitet werden kann. Und da hat sie doch auch irgendwie recht. Die Gedanken sind frei. Manche meinen, dass man das doch dann nicht ansprechen und offen sagen müsste. Aber ich denke, sie darf das. Ich kann damit umgehen und nehme ihr das nicht krumm. Und Barbara weiß genau, bei wem sie sich das leisten kann und bei wem nicht. Viele meiner Pfleger und Pflegerinnen gehen bei ihr ein und aus, und noch nie hat sich jemand beschwert.

Zwischen Barbara und mir ist alles geklärt. Wie sagt sie so schön: «Wir sind achtundvierzig Jahre auseinander. Ich will doch nicht mit dir ins Bett, das muss man nicht von uns denken. Uns könnte man zusammen einmal um die Welt schicken, passiert wäre immer noch nichts.» Und: «Von Herzen lieb ich dich, ohne Begehren. Und von Herzen bist du ein ganz lieber Mensch.» Damit ist doch alles geklärt. Der Rest sind Sprüche, über die ich lachen darf und alle in der Community, die möchten, gleich mit. Dort hat Barbara mittlerweile viele richtig große Fans. Sie lieben ihre Stimme, die wohl schon immer tief war, aber durchs Rauchen noch tiefer geworden ist, und ihren trockenen Humor, der sicher schon immer deftig war, wie ich aus ihrer Lebensgeschichte weiß, aber mit der Zeit noch deftiger geworden ist. Ich finde, in ihrem Alter muss man gelten lassen, dass sie sagt: «Mit achtzig kann ich mir einiges leisten!» Stimmt - irgendwie.

Gesehen hat Barbara online noch keiner. Alle kennen nur ihre Hände. Schlank und mit langen, dunkel lackierten Fingernägeln. Meistens allerdings hört man ihre verrauchte Stimme. Am Anfang war das für Barbara ein Weg, sich langsam an Social Media und die Aufzeichnungen zu gewöhnen. Als nach einigen Monaten alle die Trommeln rührten, damit wir endlich mal ihr Gesicht zeigen, war sie dazu eigentlich bereit. Wir haben uns gemeinsam dann aber doch dagegen entschieden. Es gab zwei gute Gründe dafür. Zum einen, weil es einige da draußen gibt, die ein Problem mit Barbara und ihrer Art haben, und sie sich sicherer fühlt, wenn keiner weiß, wie sie aussieht. Mir geht es genauso. Unsere «Stars» werden auf der Straße erkannt, so ist es ja auch bei Oma Lotti und Co. Ich habe ein besseres Gefühl dabei, sie nicht zu zeigen, und denke, dass es sie schützt. Der andere, schönere Grund ist, dass es sicherlich den Reiz ausmacht, Barbara nicht zu sehen, aber zu hören. Das haben einige aus der Community uns wissen lassen, und das sehe ich genauso. Was für eine Wirkung es allein hat, wenn man auf einem Foto oder Video sieht, dass Barbara eine goldene Lederjacke getragen hat, als ich sie mit meinem Bruder gemeinsam zum Essen ausgeführt habe. Die Leute waren hin und weg. Mit Grund, denn nur so viel: Für achtzig Jahre sieht Barbara echt noch toll aus – würde man nicht denken. Und sonst bleibt ein Geheimnis, wie sie aussieht. Jeder kann sich sein eigenes Bild machen.

Wer außer uns Pflegern und Pflegerinnen das Vergnügen hatte, sie persönlich kennenzulernen, war Heiko. Das war eines unserer Story-Highlights. Heiko wollte Barbara unbedingt treffen und hat sogar die Community voten lassen, die dafür gestimmt hat. Barbara fand es auch eine gute Idee. Meine Einwände waren damit also überstimmt. Ich war mir nämlich nicht so sicher, was rauskommt, wenn man die beiden Sprücheklopfer zusammenbringt.

Als es endlich zeitlich für alle passte, haben Seyf und ich Barbara abgeholt und zu Heiko nach Hause gefahren. Es ging schon gut los auf der Fahrt. Als Seyf höflich fragte, ob er die Sitzheizung anmachen soll, kam die Antwort: «Ne, ich brauch keine Sitzheizung. Bin doch keine Oma. Ich mach euch noch frisch, da kommt ihr ins Schwitzen.» Uiuiui. Da kam ich wirklich ins Schwitzen, aber nur, weil ich mich gefragt habe, wie das wird, wenn Heiko und Barbara aufeinandertreffen. Als wir sie dann zusammengebracht und Barbara zu ihm ans Bett gesetzt hatten, verlief die ganze Geschichte in Wirklichkeit sogar ganz süß, vor allem von Barbaras Seite.

Heiko wirkte hingegen fast ein wenig verlegen und war für seine Verhältnisse sehr still. Ich glaube, er hat ganz schön gestaunt, wen er da vor sich hat. Barbara hatte extra ein schickes Leopardenoberteil und eine hübsche Kaschmirjacke angezogen, war wie immer geschminkt und hatte die Nägel lackiert. Dann noch ihre Stimme. Da staunt man schon ... Heiko hat eine Frage nach der anderen rausgehauen: Körpergröße, Schuhgröße und ob Barbara Piercings oder Tattoos hat, zum Beispiel. Ich finde ja, das geht ihn nichts an, aber Barbara meinte, er dürfe alles fragen, sie sage schon selbst «Stopp», wenn es ihr reicht. Sie ist einfach eine toughe Lady und hat Rede und Antwort gestanden und sich wirklich sehr rührend Mühe gegeben, das Gespräch am Laufen zu halten. Dabei haben wir alle auch so einige Missverständnisse weggelacht. Ein Wiedersehen steht noch aus.

Auf jeden Fall steckt Barbara voller Überraschungen. Sie ist wie eine Wundertüte. Ich weiß nie, was passiert, wenn ich vor ihrer Tür stehe. Mal erfahre ich, dass sie in einem früheren Leben wohl eine Tempeldienerin im alten Ägypten gewesen sein will, die die jungen Männer vor der Eheschließung in die Sexualität eingeführt habe, was der Grund für ihren freien Umgang damit sei. Ein anderes Mal hat sie nur darauf gewartet, dass ich komme, um ihr ihren Bart zu rasieren. Bei der Gelegenheit lässt sie mich wissen, was ich vielleicht gar nicht wissen wollte: «Ich bin auch behaart. Aber an den falschen Stellen. Ich hab zu lange die Pille genommen.» Dann will sie meinen Vater kennenlernen, der sei ja sechzig und doch sicher auch so ein toller Mann wie ich. Und sowieso will man die orientalischen Männer immer gleich vögeln, wenn man sie sieht - interessante Info! Dessen war ich mir gar nicht so bewusst. Bei einem Treffen zeigt sie sich dann wieder von ihrer keuschen Seite: «Die Bluse hab ich für mich auf, nicht für dich. Ich hab gelegen damit. Ich fall ja nicht einfach über wehrlose Männer her.» Beruhigend, wirklich. Sowieso ist Lucky, ihr weißer Kartäuserkater mit den goldenen Augen, der einzige Mann, der noch bei ihr im Bett schläft, sagt sie. «Der ist kastriert, damit er nicht so viel Blödsinn macht in der Wohnung. Das wäre bei Männern auch ganz empfehlenswert. Dann würden die auch nicht so viel Blödsinn machen in der Welt.» In Wirklichkeit hat Lucky sein eigenes goldenes Bett. Er ist Barbaras Sonnenschein. Ohne ihn wäre ihr Leben nur halb so schön. Als er mal für acht Tage verschwunden war, kam uns unsere Social-Media-Bekanntheit vermutlich sehr zugute. Ich nehme nämlich an, dass ihn jemand geklaut und dann Angst bekommen hat, dass Lucky wiedererkannt wird. Der Kater wurde nämlich vor Barbaras Haustür abgesetzt. Was ein Glück. Barbara hat sich furchtbare Sorgen gemacht. Falls ihr mal etwas zustoßen sollte, hat sie schon vorgesorgt und mir das Versprechen abgenommen, dass ich ihn zu mir nehmen würde. Und das tue ich sehr gern, falls nötig - was ich allerdings nicht hoffe.

Ich glaube, man kann sich gut vorstellen, dass ich immer sehr gespannt bin, wenn ich bei Barbara vorbeischaue. Sie zeigt mir jedes Mal andere Facetten von sich. Gewöhnt bin ich jedenfalls so einiges! Dass sie den Rest ihres Wasserglases hie und da mal einfach auf ihren Perserteppich schüttet statt ins Waschbecken oder in eine Zimmerpflanze, wie es andere Menschen tun würden, verbuche ich unter: irritierend, aber normal. Das ist die Grätsche, zwischen der wir uns immer bewegen. Und was ist schon normal?

Als ich angefangen habe, mit ihr nicht nur kurze Clips für Insta oder TikTok aufzunehmen, sondern Live-Fragerunden mit mehr Zeit auf YouTube zu zeigen, haben viele besser verstanden, mit wem sie es bei Barbara zu tun haben. Sie ist neben ihren krassen Sprüchen nämlich auch eine sehr tiefgründige Frau, die vor allem einen tiefen Glauben hat. Barbara ist im christlichen Glauben erzogen worden und ihr Leben lang ein Gemeindemitglied gewesen. In ihrem Elternhaus sind die Freunde aus der Gemeinde wohl ein und aus gegangen. Und mit den Gästen wurde immer alles geteilt. Es wurde zusammen gesungen, gegessen und eben auch Gottesdienst gefeiert. Alle sind immer gerne lange bei ihnen geblieben, weil sie es ihnen immer so gemütlich gemacht haben, erzählt sie.

Barbara ist bis zuletzt noch in eine neuapostolische Gemeinde gegangen, solange es ging. Jetzt verfolgt sie Gottesdienste nur noch zu Hause im Fernsehen, und der eine oder die andere aus ihrer Gemeinde kommt sie hin und wieder besuchen. Mehr lässt ihre Gesundheit leider nicht mehr zu. Vor acht Jahren ist sie in die Wohnung ohne Aufzug gezogen. Zwar nur in den ersten Stock, aber wenn die Gesundheit es nicht mehr mitmacht, reichen auch «nur» vierzig Stufen, um einem das Ausgehen unmöglich zu machen. Sie bereut diese Entscheidung, aber jetzt ist es, wie es ist, und sie hofft sehr, dass es ihren Füßen bald wieder besser geht, an denen sie ihre Hühneraugen so sehr quälen. Dann würde sie wieder mal in einen Gottesdienst ihrer Gemeinde gehen wollen, und ich würde sie auch einmal begleiten – das hat sie sich gewünscht.

Ihr Glaube hat Barbara sehr darin geprägt, wie sie die Welt sieht, nämlich dass die Menschen sich von Gott abgewandt haben, nur noch der Technik vertrauen und denken, sie sind die Macher und Schöpfer aller Dinge. Ihrer Ansicht nach wird es Zeit, dass ihr Messias kommt und dem ganzen Wahnsinn auf der Welt ein Ende bereitet. Darüber spricht Barbara sehr oft und gern. Das ist der Sinn, den sie noch darin sieht, zu leben und als Einzige noch übrig zu sein, einsam und alt und meistens alleine, sagt sie. Allerdings glaubt sie, dass selbst fünfhundert Jahre nicht reichen würden, um die Welt besser zu machen, weil sie so schlecht ist. Und so alt will sie nicht werden. Deswegen lohnt es sich ihrer Meinung nach auch nicht, mit dem Rauchen aufzuhören. Wenn ich sie hie und da aus Sorge darum bitte, meint sie, dass es noch viel ungesünder sei, in so einer schlechten Welt zu leben, in der alle lügen und betrügen und ihren Schöpfer vergessen haben.

Was ihren Blick auf die heutige Welt angeht, sind sich Barbara und ich nicht ganz so einig. Für mich klingt das manchmal ziemlich hart. Aber ich weiß auch, dass Barbaras Glaube für sie gleichzeitig ein Grund ist, sich zum Beispiel für andere Religionen zu interessieren. Sie hat sich von mir einen Koran auf Deutsch gewünscht, um ihn mit der Bibel zu vergleichen. Außerdem wünscht sie sich nicht nur, dass ich sie in ihren Gottesdienst begleite, sondern sie möchte auch mit mir in die Moschee gehen. Ich finde es ganz schön weltoffen von ihr, in ihrem Alter noch bereit zu sein, sich mit einer anderen Religion zu beschäftigen. Ohne Vorurteile. Ähnlich wie bei Oma Lotti staune ich darüber sehr und glaube, dass viele junge Menschen falsche Vorstellungen davon haben, wie ältere Menschen ticken.

Barbara hat sowieso einen erstaunlich weiten Horizont. Sie kennt nicht nur die Bibel, sondern kann ganze Balladen und Gedichte auswendig, die sie mir gerne aufschreibt, wenn sie nachts nicht schlafen kann, um sie mir und der Community vorzutragen. Sie hat beeindruckend viel von dem abgespeichert, was sie als Kind und Jugendliche auswendig gelernt hat. Von mir wird man dann später wohl nur Song- und Raptexte hören. Wir werden sehen, ob ich damit auch so Eindruck machen kann wie sie.

Als sie mir ein altes Büchlein aus ihrer Schulzeit gezeigt hat, in dem sie einen Teil ihrer Familiengeschichte mit schönster Handschrift aufgeschrieben und den Text mit wirklich wunderschönen Bildern illustriert hat, bin ich aus dem Staunen nicht mehr rausgekommen. Erst habe ich gar nicht geschnallt, dass sie das selbst gemalt hatte, so toll sah das aus. Vor einiger Zeit hat sie mir ein Bild von ihrem Kater Lucky fürs Büro geschenkt. Auch da konnte ich es erst gar nicht fassen. Es sah wie ein ausgeschnittenes Foto aus, bei dem nur der Hintergrund gestaltet ist. Dabei hat sie das Ganze wirklich fast fotografisch gemalt. Der Kater sieht ehrlich aus wie gedruckt. Angeblich gibt es noch viele solche Bilder auf ihrem Dachboden, die ich aber noch nicht zu sehen gekriegt habe.

Barbara steckt ganz offensichtlich voller Begabungen. Wer sie nur auf ihre Sprüche reduziert, hat nicht verstanden, mit wem er es zu tun hat. Und bei dem Vorleben kann man ihr ihre Sprüche doch eh nicht wirklich krummnehmen. ☺

Wir brauchen aber nicht ins alte Ägypten zurück, um uns Barbaras spannendes und bewegtes Leben anzuschauen und mehr über sie zu erfahren. Zwischen ihrer Geburt 1944 und heute ist ganz schön viel passiert.

Barbara ist in Mecklenburg-Vorpommern geboren, was nach dem Krieg zur sowjetischen Besatzungszone zählte, wie ganz Ostdeutschland, das nach der Staatsgründung 1949 zur DDR wurde. Als sie neun Jahre alt war, also 1953, beschlossen ihre Eltern, mit ihr und ihrem Bruder, der noch ein Kleinkind war, zu fliehen. Der politische Druck im Land wuchs, und außerdem hatten die Leute mitbekommen, dass die Lebensverhältnisse im Westen viel besser waren. Viele flüchteten in den Fünfzigerjahren noch «rüber» auf die Westseite. Diese Flüchtlingswelle war der Grund für eine Verschärfung der Kontrollen an den Grenzen und den Bau der Mauer 1961. Der neu gegründete Staat wollte seine Leute, vor allem die jungen und arbeitstüchtigen, im Land behalten. Doch zur Zeit der Flucht von Barbaras Familie waren die Grenzen noch etwas durchlässiger und die Mauer in Berlin noch nicht gebaut. Die S-Bahnen zwischen dem West- und Ostteil der Stadt fuhren sogar uneingeschränkt hin und her.

Kaum vorstellbar. Ich wusste das nicht und habe es erst durch Barbara erfahren – und wieder was von einer meiner lieben Alten gelernt, was ich sonst wahrscheinlich niemals gehört hätte.

Die Leute aus dem Westen kamen rüber, um im Osten billig einzukaufen. Und die Leute aus dem Osten fuhren in den Westen, um oft gar nicht mehr zurückzukommen. Das bedeutete aber auch, alles, was sie hatten, zurückzulassen. Gepäck hätte die sowjetischen Wachtposten misstrauisch gemacht. Und davon gab es viele schwer bewaffnet an den Gleisen, so erzählt es Barbara. Ihr Vater war vorher schon ein paarmal nach Westberlin gefahren, um sich dort umzusehen und rauszufinden, was seine Familie auf der anderen Seite erwarten würde und wo sie hinkönnten. Eines Tages bestiegen sie dann gemeinsam als Familie die S-Bahn. Mit nichts in den Händen, so als wären sie Westler, die nur einen Tagesausflug gemacht hätten, um Verwandte im Ostteil der Stadt zu besuchen. Aber ich nehme an, mit viel Schweiß auf der Stirn, von dem sie hofften, dass die Wachtposten es nicht bemerken würden. Die Angst, die Barbara als kleines Mädchen hatte, merkt man ihr noch heute an, wenn sie davon erzählt. Und auch wie hart es war, im Westen anzukommen und ganz neu anzufangen.

Ich weiß sehr gut, wovon sie spricht, auch meine Familie hat eine Flüchtlingsgeschichte. Ich bin zwar in Deutschland geboren, aber meine Eltern sind aus Afghanistan nach Deutschland geflüchtet. Mein Vater in den Achtzigern mit achtzehn Jahren, meine Mutter dann in den Neunzigern. Beide kennen es, alles zurückgelassen zu haben, fremd zu sein und sich von null etwas aufzubauen. Das war verdammt hart. Ihre Erlebnisse, Ängste und ihre Not sind, solange ich denken kann, auch Teil meiner Geschichte gewesen, genauso wie ihre Kraft und ihr Mut und ihr Fleiß. Wenn Barbara von ihren Erlebnissen erzählt, fühle ich deswegen sehr mit ihr. Auch wie stolz sie auf ihre Eltern ist, wie sie alles gemeistert und was sie sich danach aufgebaut haben, mit nichts als einem Handgeld, das man damals bekam.

Als sie mit ihrer Familie in Westberlin ankam, wurden sie erst mal in einem Notaufnahmelager untergebracht - davon gab es viele in Deutschland, um Flüchtlinge aus den ehemaligen deutschen Regionen und aus Ostdeutschland unterzubringen. Bald kamen sie dann in eins dieser Lager in Wentorf bei Hamburg. Ungefähr fünfzehn Monate blieben sie dort, bis sie in ein Lager in der Nähe von Mönchengladbach geschickt wurden. Nach sechs Monaten zogen sie nach Hamburg zurück. Sie hatten sich entschieden, in Norddeutschland leben zu wollen, und der Vater konnte in Hamburg eine Wohnung für sie finden. Von hier ist Barbara dann auch nicht mehr weggezogen, bis heute. Kann man ihr auch nicht verübeln, nachdem sie in ihrer Kindheit innerhalb so kurzer Zeit so oft den Ort wechseln musste. Barbara war nach der Flucht im Alter von neun bis elf Jahren nämlich auch noch zweimal nach Schweden verschickt worden. Schweden und England hatten Programme, Kinder aus dem zerstörten Deutschland und Österreich in Gastfamilien und Heimen in ihrem Land unterzubringen. Man wollte ihnen helfen, dem Hunger und der Not in ihrem Land für eine Zeit zu entkommen. Ziel war, sie aufzupäppeln und ihnen die Möglichkeit zu geben, durch eine sichere und liebevolle Umgebung ihr Trauma zu verarbeiten. Barbara war eines dieser Kinder. Zweimal, mit neun und mit elf, kam sie für je drei Monate in eine Gastfamilie. Sie hatte es da richtig gut und war gerne dort, erzählt sie. Noch heute kann sie die schwedische Hymne und ein paar schwedische Gedichte. Geblieben ist sie, wie einige andere Kinder, aber nicht, auch wenn ihre Gastfamilie sie gerne behalten hätte.

Die Verschickungen nach Schweden und die Lagerwechsel sind der Grund, warum Barbara in der Zeit zwischen ihrem neunten und zwölften Lebensjahr sechs verschiedene Schulen besuchte. Diese Schulwechsel hingen ihr lange nach und machten es ihr schwer, es bis zum Abitur zu schaffen. Sie machte stattdessen die mittlere Reife und dann noch ein Jahr eine Haushaltsschule. Die Standard-Ausbildung vieler junger Frauen ihrer Generation. Dabei hatte Barbara wirklich einige, wie ich heute finde, auffällige Begabungen. Wie sie in schönster Schrift für eine Jahresarbeit ausführlich und druckreif von der Flucht ihrer Familie erzählt und das noch mit wirklich beeindruckenden Zeichnungen illustriert, davon habe ich ja schon erzählt.

Statt zu schreiben und zu malen, hat Barbara dann mit neunzehn Jahren im Fernmeldeamt Hamburg Ost bei der Störungsstelle, wo sie bis zu ihrer Rente mit sechsundfünfzig blieb, zu arbeiten angefangen. Ihren Klaus, den sie später mit zwanzig auch geheiratet hat, kannte sie da schon. Er hatte sie angesprochen, als sie noch ein Schulmädchen gewesen ist. Klaus war bei der Bundeswehr und ist im Laufe seiner Karriere zum Korporal aufgestiegen. Er muss ein sehr gut aussehender Mann gewesen sein, wenn man Barbara so zuhört. Auch eher ein dunkler Typ mit schwarzen Haaren und breiten Schultern und Bart. Deswegen steht Barbara auch so auf mich, sagt sie, weil ich einfach ihr Typ Mann bin. Den Bart darf ich mir nicht abrasieren, da kriege ich richtig Ärger von ihr, das habe ich schon mal zu spüren bekommen.

Jedenfalls hat sie ihren Klaus nach drei Jahren mit zwanzig geheiratet und war achtundzwanzig Jahre mit ihm bis zu seinem Tod 1992 verheiratet. Er ist nach langer Krankheit tragisch gestorben, und Barbara hat in den letzten Ehejahren und nach seinem Tod eine schwere Zeit verbracht. Es tröstet sie heute ihre Gewissheit, dass sie ihren Mann später im Himmel wiedersehen wird. Er war nämlich auch gläubig, so wie sie.

Barbara war erst achtundvierzig Jahre, als Klaus starb, eigentlich also noch ganz schön jung – das ist ja kein Alter.

Wer Barbara so zuhört, könnte vielleicht meinen, dass sie eine Männerverschlingerin war. Dass sie, wenn nicht während ihrer Ehe, dann zumindest danach viele Männer hatte. Aber das Gegenteil war ihren Erzählungen nach der Fall. Ihr Glaube hätte ihr das gar nicht erlaubt, und ihren Klaus hat sie sowieso sehr geliebt und war ihm treu. Und auch danach hat sie sich Männer eher vom Leib gehalten, weil sie keine Lust hatte, sie später abwimmeln zu müssen, sagt sie. Sie ist Männern nie hinterhergelaufen, im Gegenteil, sie hat sie lieber auflaufen lassen. Abends ist sie zwar gerne mal in eine Bar gegangen, erzählt sie – wenn ihr da aber einer zu nahekam, hat sie ihn gebeten, sich gegenüber hinzusetzen, damit sie sich besser unterhalten könnten. Und wenn einer mal kurz seine Frau angerufen hat, um mit einer Ausrede mehr Zeit rauszuschlagen, hat sie die auch gerne mal grüßen lassen. Ich kann mir richtig gut vorstellen, wie sie so einen Fremdgeher auflaufen lässt. Die gute Barbara, vielleicht mit einem Gläschen Ouzo vor der Nase – den trinkt sie heute noch gern ab und zu –, einer Zigarette in der Hand, sexy angezogen und Haaren auf den Zähnen ☺. Da wäre ich gern dabei gewesen und hätte das dumme Gesicht dieses Kerls gesehen – von solchen Typen halt ich ja auch nicht sonderlich viel.

Barbara hat sich als Witwe also nicht wild ausgelebt, wie so manche annehmen würden, sondern war stattdessen noch in zwei längeren Beziehungen. Einen der Männer hat sie sogar in ihrer neuapostolischen Gemeinde kennengelernt. Aber nach neun Jahren sei sie dem Typen dann immer zu viel gewesen, sagt sie, und dass einen, wenn man schon ein wenig älter ist und keine gemeinsamen Kinder hat, bei Schwierigkeiten nicht so viel zusammenhält. Das tut man sich dann nicht bis zum Lebensende an, wenn es nicht die große Liebe ist, und das war ja nun ihr Klaus. Außerdem sind neun Jahre eine ganz schön lange Zeit, finde ich.

Barbara hat in ihrer langen Ehe mit Klaus keine Kinder bekommen. Das wollte sie nicht. Für sie war die Vorstellung einer Geburt zu brutal. Also hat sie fünfunddreißig Jahre die Pille genommen, um eine Schwangerschaft zu verhüten. «Dass da unten was rauskommen soll mit sieben bis acht Pfund oder mehr, das konnte ich mir nicht vorstellen. Reicht mir schon, wenn ich Regelschmerzen oder Verstopfung habe», erklärt sie einem ganz anschaulich - und, was soll ich sagen, für mich ist das sehr nachvollziehbar. Ist ja bekannt, dass Männer solche Schmerzen angeblich gar nicht aushalten würden.

Ein Mann wollte Barbara aber doch nicht sein, das betont sie gern - warum auch immer. Sie wolle sich doch nicht verschlechtern, sagt sie. Für die Öffentlichkeit und meine Ohren sagt sie dann aber doch noch: «Aber nicht alle sind schlecht, gibt ja auch den guten Rashid.» Danke, sag ich da. Das ist nett! Wenn auch für den Rest der Männerwelt nicht beruhigend.

Sag, wie trägt sich ein Herz auf der Zunge?

Wir alle kennen Barbara als eine Frau, die sagt, was sie denkt, und kein Blatt vor den Mund nimmt. Vor allem für ihre anzüglichen Sprüche ist sie bekannt. Einerseits will sie damit sicher provozieren und sich einen Spaß erlauben, genauso wie Heiko. Aber mittlerweile weiß ich, und wir alle wahrscheinlich, dass bei Barbara immer mehr dahintersteckt, als man erst mal vermutet. Deswegen wollte ich von ihr wissen, wie sie wirklich über das Thema denkt, ganz allgemein. Und wie es ist, alleine zu leben für einen Menschen, der so gerne erzählt, und für den das Zusammensein mit anderen Menschen ein so wichtiger Teil seines Lebens war.

Barbara, du bist ein Typ, der frei heraus ist und sagt, was ihm in den Kopf kommt. Das ist offensichtlich eine starke Charaktereigenschaft von dir. Warst du schon immer so?
Ja, das würde ich sagen. Das ist nicht neu, und ich habe es mir nicht erst im Alter angewöhnt. Ich war nie ein ängstlicher Typ, schon als junges Mädchen nicht.

Wie wurde das bewertet in deinem Umfeld, von den Eltern und Freunden und in der Schule, dass du so ein direkter Mensch warst. Positiv oder negativ?
Eigentlich positiv, aber ich hab schon auch immer geschaut, mit wem ich es zu tun habe. Meine Eltern habe ich sehr geliebt. Dann war ich ja in Schweden, da waren sie auch sehr lieb zu mir. Ich bin damit eigentlich nicht auf Widerstände gestoßen.

Was war deine innere Haltung, dass du nichts darauf gegeben hast? Das können ja viele nicht. Und schon gar nicht als Jugendliche oder junge Erwachsene.
Es war mir einfach egal. Immer schon. Deswegen weiß ich jetzt vielleicht auch nicht mehr, wenn es so gewesen sein sollte.

Das ist aber etwas Besonderes. Viele lernen das erst spät oder nie, sich nicht zu verstecken und aufrichtig zu sein.
Ich bin auch schon mal hier gewesen, sage ich ganz ehrlich. Dann weiß man mehr und muss nicht mehr ganz so viel lernen. Auf Ischia hatte ich das Gefühl, da war ich schon mal. Davon bin ich überzeugt.

Ah, verstehe, du meinst, dein Vorleben macht dich weiser. Du redest ja auch ganz frei über Sexualität oder zumindest über die Anziehung zwischen Mann und Frau. Findest du, darüber sollte man offen reden?
Na ja, man muss schon wissen, mit wem man darüber spricht. Man redet schließlich auch nicht mit jedem gerne darüber. Ich will mich ja auch gut unterhalten können. Nicht jeder interessiert mich.

Empfindest du die Leute heute als zu verklemmt?
Nö, das kommt auf die Schicht an, mit der man zu tun hat. Es gibt Menschen, die sind biederer und andere sind freier. Und dann kommt es noch auf den Horizont an.

Du warst ja in einer wilden Zeit jung. Hast du auch wild gelebt?

Ne, da war ich ja schon verheiratet. Und Anfang der Sechziger war es noch nicht wild. Es war auch sehr streng von unserer Kirche her. Meine Eltern haben aber wilde Partys gefeiert, mit Partnertausch und so. Das hab ich schon als kleines Mädchen kapiert. Genauso wie die Tatsache, dass mein Bruder nicht von meinem Vater ist.

Wow, das sind krasse Geschichten. Das hat Barbara also als Kind mitgekriegt. Kein Wunder, dass sie so frei raus ist. Dabei hat sie selbst ja gar nicht so gelebt. Im Gegenteil.

Dass es sehr verschieden ist zwischen Mann und Frau, hab ich dann erst später kennengelernt, nach dem Klaus.

Sie meint wohl, dass sie erst nach dem Klaus Sex mit anderen Männern hatte ...

Spielt Sexualität noch eine Rolle im Alter?
Ja, natürlich! Bis zuletzt ist das so, dass man Interesse daran hat. Man hat immer noch solche Bedürfnisse. Die Jungen sollen sich bloß nicht einbilden, dass das nur sie was angeht. Dass sie das für sich gepachtet haben.

Das Interesse lässt also nicht nach?
Kommt drauf an, wie man so eingestellt ist. Jetzt bin ich achtzig und allein in meiner Wohnung. Ich hab fünfzehn Jahre schon keinen Mann mehr gehabt. Aber es würde sicher noch klappen ... Kommt natürlich auf den Typ an, ob sich was regt. Und Männer müssen ab einem gewissen Alter sowieso was unternehmen, weil sie impotent sind.

Ein anderes Thema: Du bist ja eigentlich ein sehr geselliger Mensch und immer gerne unter Leuten gewesen. Du sprichst außerdem auch ganz offen darüber, dass du einsam bist. Wie ist das für dich?
Na, ich bin ja selbst schuld. Ich hätte mich rechtzeitig so einem Seniorenclub anschließen können. Aber da reden sie alle übers Alter und übers Sterben, und das halt ich nicht aus. Dann sind die auch nicht gläubig und denken, dass alles vorbei ist, wenn sie die Augen zumachen, und das sehe ich nun ganz anders. Das wollte ich mir nicht antun.
In meiner Gemeinde gabs das eine Zeit lang, dass wir uns zum Essen getroffen oder Spazierfahrten gemacht haben. Aber da sind jetzt auch viele schon zu alt oder es hängt an der familiären Situation. Mich an irgendjemand dranhängen und sagen «Betreu mich mal», ist nicht meine Art, das will ich auch nicht. Das ist peinlich.

Und jetzt akzeptierst du also, dass du allein bist und mit Einsamkeit leben musst?
Ne, ne, ne, darin bin ich manchmal gar nicht so gut. Das ist oft gar nicht so einfach für mich. Ich bete eben viel. Und weiß in meinem Inneren, da bekommt man dann die Antwort, dass Gott mich noch hier haben will.

Was, meinst du, wäre ein gutes Rezept oder eine gute Idee gegen Einsamkeit?
Ja, irgendwie ist es dann doch dort, wo Alte mit Alten zusammen sind.

> Ich glaube, das meinte Barbara vorher damit, dass sie ja selbst schuld ist, weil sie es verpasst hat, in einen Seniorenclub zu gehen. Ob das die Lösung wäre, weiß ich nicht. Wenn die anderen dann irgendwann auch nicht mehr können ...

Was hältst du von generationenübergreifenden Wohngemeinschaften, so was gibt es ja mittlerweile auch?
Na ja, da ist ja immer eine gewisse Abhängigkeit von den Jüngeren. So eng brauch ich das dann auch wieder nicht. Ich bin doch noch selbstständig.

Aber es könnte ja auch sein, dass andere, auch Jüngere, gern mit einem älteren Menschen zusammen sind. Mal zusammensitzen, quatschen, es geht dabei ja nicht nur ums Kümmern.
Na ja, sobald man sich mit den Männern gut versteht, sind die Frauen auch schnell eifersüchtig. Das ist anstrengend. Da hab ich einen anderen Horizont.

Denkst du, es kann grundsätzlich Freundschaft zwischen Jung und Alt geben?
Doch, doch. Mit dir bin ich ja auch befreundet. Aber du hast ja deine eigene Wohnung und deine Familie und machst deinen Urlaub für dich. Ist ja klar.
Essen waren wir neulich zusammen, da hab ich schon gemerkt, wie gut mir Gesellschaft tut und wie sehr ich das vermisse, unter Leuten zu sein.
Aber sonst hab ich keine jüngeren Freunde.

Barbaras Direktheit ist wirklich eine schöne Eigenschaft, finde ich. So ein Gespräch wird dadurch erst besonders. Sie gibt keine vorgefertigten Antworten und sagt auch nicht immer, was man erwarten würde. Eine Wundertüte eben.

Und sie ist ein klassischer Fall dafür, wie sehr sich Menschen, die eingeschränkt sind durch Krankheit oder Alter, unterschätzen. Das merkt man auch in diesem Gespräch mit ihr. Sie reduziert sich selbst darauf und hat Angst vor Abhängigkeit, wenn es darum geht, sich ein Leben vorzustellen, in dem sie sich mehr unter die Leute mischt, auch unter die jüngeren. Das finde ich sehr traurig. Mal abgesehen davon, dass sie die Möglichkeit dazu gar nicht haben, ist es das, was die Gesellschaft diesen Menschen spiegelt, indem sie sie ausschließt. Und man weiß in diesem Fall nicht, ob erst die Henne und dann das Ei war oder andersherum. Durch diese Situation ist jede Art von Zusammenkommen so kompliziert geworden, für die Alten genauso wie für die Jüngeren. Der Graben ist mittlerweile so groß, auch organisatorisch, dass man, statt Brücken zu bauen, extra Inseln dafür schaffen muss, scheint es mir. Das ist aktiven Menschen, jünger und noch im Berufsleben, meistens nicht so einfach möglich. Und die Alten können nicht schwimmen und saufen ab ...

Dabei ist der Austausch und das Zusammensein mit anderen Generationen so besonders und so bereichernd, finde ich. Würden wir mehr zusammenleben, hätten wir auch mehr miteinander zu tun. Und davon hätten dann alle was.

Ich meine, wer nimmt sich denn sonst schon die Zeit und ruft einen extra an, um einem, wenn man offensichtlich zu viel arbeitet, die Weisheit zu stecken: «Die erste Mille ist die schwerste Mille. Und wenn du weiter so viel arbeitest, mein

Lieber, dann hast du bald ein paar mehr davon. Wollt ich dir nur sagen.» Die liebe, alte Barbara macht so etwas, aber nur, wenn sie einen lieb hat. Klingt vielleicht banal, aber ich muss sagen – she made my day. ☺

So einfach kann es manchmal sein.

Ulli
«Ich sage immer, ich will ...»

Man sollte wahrscheinlich nicht so schnell sagen, jemand sei ein Wunder. Aber Ulli ist eins, ehrlich, ich verspreche nicht zu viel, wenn ich das vorwegschicke. Sie ist eine der inspirierendsten Frauen, die ich in meinem Leben kennenlernen durfte. Unser erstes Zusammentreffen ist mittlerweile vier Jahre her, und dabei sollte sie nach Diagnose der Ärzte diese vier Jahre gar nicht mehr erlebt haben. Sie kam damals zu Pflege Smile, weil sie nach einem Autounfall im Rollstuhl saß. Mein jüngerer Bruder war ihr Pfleger, wollte den Beruf aber an den Nagel hängen. Ich war gerade im Begriff, mich mit unserem Pflegedienst selbstständig zu machen. Und weil mein Bruder Ulli so gerne hatte und sie befreundet waren, meinte er, wenn er geht, müsste sie zu mir wechseln. So kam Ulli zu Pflege Smile, und auch wir sind Freunde geworden.

Mittlerweile ist sie zweiundsiebzig Jahre alt und sitzt nicht mehr im Rollstuhl, sie hat sich tapfer dort rausgearbeitet. Dabei gibt das Leben sich alle Mühe, sie wieder hineinzubefördern. Aber das lässt sie nicht mit sich machen. Ulli ist nämlich wunderbar stur. Wenn die Ärzte ihr sagen, dass sie wegen ihres Nierenkrebses, der ihr vor acht Jahren diagnostiziert worden war, nur noch acht Monate zu leben hätte, sieht sie das gar nicht ein und stirbt einfach nicht. Besser kann man Ulli nicht beschreiben.

Die Diagnose war klar, operiert wurde sie auch. Seitdem hat sie nur noch zwanzig Prozent ihrer Nierenfunktion, muss regelmäßig zur Dialyse, hat außerdem noch eine extrem seltene Blutanämie, so etwas Ähnliches wie Leukämie, entwickelt und braucht deswegen immer wieder frisches Blut. Die Ärzte machen Sprüche, wenn sie zur Behandlung kommt: «Da kommt wieder unser Vampir», staunen aber auch nicht schlecht, weil die Liste ihrer Krankheiten noch weitergeht. Ihre Schilddrüse funktioniert nicht mehr, und es hat sich ein Tumor im Kopf gebildet, beides müsste eigentlich operiert werden. Eine Operation würde sie wegen ihrer Blutanämie und ihres komplett untauglichen Immunsystems aber nicht mehr überleben, also lässt sie es bleiben.

Sie hat damit abgeschlossen, sagt sie, und ihre Krankheit für sich angenommen, seitdem hat sie die Krankheit im Griff, wie sie sagt. Sie gibt sich nicht auf und denkt positiv. Das ermöglicht es ihr, weiter auf ihren Beinen zu stehen und ein selbstständiges Leben zu führen, obwohl das schulmedizinisch gesehen eigentlich unmöglich ist. Sie hat nie eine Chemo oder Bestrahlung gemacht und sich nur in einer Klinik für Naturheilverfahren behandeln lassen. Der Tumor im Kopf hat jedenfalls aufgehört zu wachsen, und der Nierenkrebs ist auch nicht wiedergekommen. Für Schulmediziner ist sie ein Wunder auf zwei Beinen.

Ulli glaubt daran, dass ihr Wille darüber entscheidet, ob sie weiterlebt oder nicht: «Ich sage mir immer, ich will. Und ich tue auch was dafür.» Sie glaubt an ihre Selbstheilungskräfte. Das bedeutet für sie, sich nicht gehen zu lassen und alles Mögliche zu tun, um sich stabil zu halten. Sie muss dreimal in der Woche ins Krankenhaus zur Dialyse und um frisches Blut zu bekommen. Sie macht jeden Tag Übungen und Gymnastik, um zu verhindern, dass sie im Rollstuhl landet. Und sie hat immer noch eine Lebensaufgabe, die ihr so wichtig ist, dass es für sie gar nicht infrage kommt zu gehen.

Ulli hat mehr als dreißig Jahre als Psychologin gearbeitet. Ein Beruf, den sie immer sehr geliebt und in den sie viel investiert hat. Nach dem Tod ihres Mannes begann ihre eigene Leidensgeschichte mit Unfall und Krankheit, aber sobald es ihr wieder möglich war, arbeitete sie weiter ehrenamtlich als Therapeutin. Noch heute hat sie Klienten, die zu ihr in die Beratung kommen, weil sie sie damals als Streetworkerin für die Hamburger Heilsarmee begleitet und von der Straße geholt hat. Und noch andere Menschen kommen zu ihr, die ihre Hilfe brauchen. Sie alle wollen zu niemand anderem, und Ulli ist von Herzen gerne immer noch für sie da, obwohl sie so krank ist.

Ich verstehe diese Leute sehr gut. Ich wollte auf Ulli auch nicht verzichten. Sie ist ein tolles Gegenüber und ein so wunderbarer Mensch, der wirklich weise ist. Unsere Gespräche sind für mich sehr besonders, und ich habe durch sie viel gelernt. Sowohl dadurch, wie sie selbst lebt und wie viel sie mit ihrer Willenskraft erreicht, als auch durch ihren Rat, wann immer ich ihn brauche.

Dafür liebt auch unsere Community sie. Zweimal haben wir zusammen Kuchen gebacken, uns dabei unterhalten und gefilmt – das kam gut an. Aber richtig toll fanden die Leute es, als wir einmal eine Art Fragestunde auf YouTube gemacht haben. «Ullis Kummerkasten» haben wir das genannt. Dabei habe ich Ulli die Anliegen unserer Freunde in der Community vorgelesen, und sie hat Ratschläge aus ihrem großen

Erfahrungsschatz als Psychologin und Mensch gegeben. Sie hat ganz klar gesagt, dass sie nur Tipps geben kann. Probleme kann sie auf diesem Weg nicht für die Leute lösen, dafür bräuchte es ein persönliches Gespräch. Aber schon in diesem kleinen Rahmen, der uns möglich war, hat es die Leute total begeistert. Manche haben ganz persönliche Fragen gestellt, wie sie mit Liebeskummer oder einem narzisstischen Partner umgehen sollen. Andere hatten allgemeinere zu Selbstliebe oder Erziehung. Ullis Ratschläge waren wirklich konkret und klug. Sie ist dabei immer ganz persönlich geblieben und hat auch von sich erzählt. Grundsätzlich ist sie gar nicht abgehoben und, ich glaube, ungewöhnlich ehrlich. In den Kommentaren überschlugen sich die Dankbarkeit und Begeisterung der Leute. Und auch ich selbst habe viel aus dem Austausch über die Fragen mitgenommen, obwohl es gar nicht unbedingt meine persönlichen Themen waren. Zum Beispiel über Beziehung und Kommunikation - da haben wir doch alle etwas zu lernen. Ulli meint, wenn ein Partner oder eine Partnerin fremdgeht, muss man ganz klar damit umgehen und Position für sich beziehen. Aber man muss sich auch im Klaren sein, dass vorher etwas schiefgegangen ist untereinander und man seinen Anteil daran hat. Denn offensichtlich sind Bedürfnisse da gewesen, über die man nicht gesprochen hat. Und miteinander zu reden ist in einer Beziehung nun mal das A und O. Solche Dinge lernt man im Gespräch mit Ulli und erfährt dabei noch so einiges Persönliches.

Sowieso ist Ulli der Auffassung, dass man immer seinen Anteil an Erlebnissen und Geschehnissen hat, auch bei den Dingen, bei denen es erst mal gar nicht so scheint. Selbst im Hinblick auf eine Entführung, bei der sie mal als Geisel genommen wurde, sieht sie das so. Damals, sie war circa Mitte dreißig, arbeitete sie in Lübeck in einem Jugendgefängnis als Psychologin. Eigentlich verstand sie sich gut mit den Jungs dort und mochte sie. Aber eines Morgens, als sie zur Arbeit kam, fielen einige über sie her, bedrohten sie mit Messern und versuchten, sich freizupressen. Sie haben ihr nichts angetan, aber wann immer Ulli etwas sagen wollte, hörte sie «Halt die Fresse». Als sie merkte, dass jeder Versuch, mit den Jungs zu reden, die Situation nur schlimmer machte, hielt sie den Mund und wartete ab. Das war eine der wenigen Situationen in Ullis Leben, in denen sie wirklich Angst hatte, etwas, was sie sonst nicht kennt, sagt sie. Sie wusste nicht, wie das Ganze ausgehen würde. Zehn Stunden musste sie in einer Zelle ausharren, in die sie gesperrt worden war, bis die Polizei eingreifen, das Gebäude stürmen und die Geiselnehmer in Einzelhaft nehmen konnte. Als alles vorbei war, wollte Ulli nur noch nach Hause. Man bot ihr eine psychologische Betreuung an, aber die lehnte sie ab. Ihr Mann entschied allerdings, dass sie schon am nächsten Tag sechs Wochen nach Bali fliegen und in ein buddhistisches Kloster gehen sollte, um mit den Mönchen dort ihr Trauma aufzuarbeiten. Noch heute ist sie ihrem Mann unglaublich dankbar für diese Entscheidung. Ulli sagt, sie hat dort Dinge gelernt, die sie ihr Leben lang begleitet haben und die sie später mit in ihre eigene Arbeit als Psychologin genommen hat. Nach einer einwöchigen Entgiftung, bei der es dreimal täglich nur eine Schale Reis ohne Salz gab, bearbeiteten die Mönche ihr Erlebnis mit ihr und schafften es, sie alles vergessen zu lassen – ihre Angst, den Schock und sogar die Details. Nach der Zeit auf Bali löste das Erlebte nichts mehr in ihr aus. Sie lernte zu meditieren und kam zu der Sichtweise, dass alles zusammenhängt, man also immer Anteil an den Dingen hat, die geschehen, weil man sonst nicht Teil des Geschehenen wäre. Auch dass diese Sicht auf das Leben nichts mit Schuld zu tun hat. Wichtig ist nur: Nichts passiert einfach so. Und es ist unser Wille, der alles verändern kann. Das ist die große, für sie lebensverändernde Einsicht, die Ulli aus Bali mitnimmt, erzählt sie.

Schwieriger Gedanke, muss ich ganz ehrlich zugeben. Um das wirklich zu verstehen, müsste ich wahrscheinlich auch erst mal mindestens sechs Wochen nach Bali und meditieren. Sollte ich mal probieren, würde mir sicher nicht schaden. Das wäre auch eine gute Burn-out-Prävention, sagt Ulli.

Jedenfalls hat sie damals bei den Mönchen auf Bali sich selbst erst so richtig kennengelernt und ist dort zu dem Menschen geworden, der sie heute ist. Mit all ihrer Kraft und ihrem Willen, weil sie seitdem weiß, dass sie die Verantwortung für ihr Leben trägt - in allem, sagt sie. Und das lebt sie auch, so kenne ich sie.

Obwohl der «Kummerkasten» so gut ankam, konnten wir unsere Fragestunden bisher leider nicht fortsetzen. Ulli hatte zwischendurch ziemlich spontan einen Umzug zu schaffen, nämlich in die Nähe des Krankenhauses, in das sie für ihre regelmäßigen Behandlungen geht. Es ist eine große Erleichterung für sie, nicht mehr so lange Wege dafür zurücklegen zu müssen. Dann kam noch eine Lungenentzündung dazwischen, so als hätte sie mit ihrem sonstigen Gesundheitszustand nicht schon genug am Bein. Aber natürlich ist sie gerade deswegen anfällig, weil ihr Immunsystem komplett im Keller ist. Und außerdem hat Ulli, wann immer ihr Zeit bleibt, neben den routinemäßigen Arzt- und Krankenhausterminen, ja noch ihre Klienten, die sie ehrenamtlich betreut. Allein dass sie das tut, beeindruckt mich unglaublich. Dass sie diese Kraft in sich findet, anderen Menschen zu helfen, wo sie doch selbst so krank ist, sagt so viel über sie als Mensch aus. Ich weiß, wie viel Anstrengung und Zeit es sie kostet, überhaupt am Leben zu bleiben und dabei so erstaunlich selbstständig zu sein. Pflege Smile kommt eigentlich nur vorbei, um die Tablettengabe zu machen, weil die zu aufwendig für sie ist. Sonst macht sie alles allein und das, obwohl sie eigentlich gar nicht mehr am Leben sein sollte.

Ullis Kraftquelle, so sagt sie, sei aber gerade ihre Hilfe für andere. Das gibt ihr unheimlich viel zurück. Die Jugend der oft noch jungen Leute, mit denen sie viel arbeitet, genauso wie deren Dankbarkeit. Und nichts gibt einem mehr Kraft, als ein Sinn im Leben, sagt sie.

Das kann ich gut verstehen. Auch ich finde so viel Sinn in meinem Beruf und dem Umgang mit den alten und kranken Menschen, die ich versorge. Ja, unser Pflegejob ist sauanstrengend, mit viel Verantwortung, Schichtdienst, Zeitnot und so weiter. Aber es ist auch wunderschön, Menschen zu helfen, die es brauchen. Und jeder und jede hat es verdient, Hilfe zu bekommen, wenn sie nötig ist. Die meisten sind einem sehr dankbar dafür, dass man für sie da ist. Das Phänomen, von dem Ulli spricht, dass man Kraft zurückbekommt, wenn man seine eigene Energie gibt, kenne ich also sehr gut.

Leider sehe ich Ulli gar nicht so oft, wie ich es gerne würde, weil sie so gut allein zurechtkommt. Natürlich wünsche ich es ihr nicht anders, aber Zeit mit ihr zu verbringen, ist immer inspirierend, und ich wünschte mir einfach mehr davon. Da sie jetzt weiter weg wohnt, sind unsere Zusammentreffen noch seltener geworden. Wir alle wissen aber, dass man echte Freundschaft und Nähe auch haben kann, wenn man sich nicht oft sieht. Solche Menschen gibt es im Leben. Man ist miteinander verbunden, und zwar unabhängig von Zeit und Ort. So empfinde ich das auch bei uns beiden.

Ullis Leben zwischen den Welten

Es erstaunt wahrscheinlich niemanden, wenn ich erzähle, dass auch Ulli ein sehr bewegtes Leben hatte. Das merkt man nicht nur an dem, was sie alles zu erzählen und zu vermitteln hat, man kann es zusätzlich an ihrem Klamotten-Stil ablesen. Der ist für ihr Alter nämlich echt erstaunlich. Ulli ist ihr Leben lang als Grufti herumgelaufen. Noch heute trägt sie gerne Schwarz und Grau, auf alle Fälle Dunkles, und an manchen Tagen sehr spezielle Klamotten. Zum Beispiel einfach auch mal schwarze lange Rastazöpfe.

Der Grund für Ullis Grufti-Style liegt darin, dass sie noch eine Rechnung mit der katholischen Kirche offen hat. Als Jugendliche verbrachte sie viele Jahre in einem Klosterinternat und hat dort ganz schön gruselige Sachen erlebt. Ihre Kleider sind seitdem ein Ausdruck davon, was sie von diesem Glauben und seinem ganzen heuchlerischen Getue, wie sie es erlebt hat, hält. So erklärt sie es, wenn man sie fragt. Und ich frage sie hie und da, weil ich manchmal nicht so ganz hinter ihren Style steige.

Jetzt aber eins nach dem anderen und von vorne angefangen. Schon Ullis frühe Kindheit ist nämlich erzählenswert.

Sie hat ihre ersten sechs Lebensjahre auf dem Wasser verbracht. Ihre Mutter war Kapitänin, und Ulli lebte mit ihr auf dem Schiff, während der Vater als Artist mit einem Zirkus durch Deutschland und Holland zog. Das heißt, die Eltern haben sich nur gesehen, wenn die Mutter anlegte und der Vater dort war, um sie und seine Tochter zu treffen, wenn er gerade nicht durch die Lande zog. Ihre Eltern führten trotz allem oder gerade deswegen eine gute Ehe, und Ulli hat sich das wohl für ihre eigene zum Vorbild genommen. Auch sie hatte später einen Mann, den sie wegen seines Berufs nur am Wochenende sah.

Als Ulli schulpflichtig wurde, musste sie an Land. Das hieß aber nicht, dass die Mutter sich mit ihr niederließ, sondern dass sie zu den Großeltern nach Rotterdam kam, die dort eine Reederei besaßen. Ihre Großeltern hat Ulli sehr geliebt, und als ihr Großvater vier Jahre später starb, hat sie darunter mehr gelitten, als man ihr das zugestanden hat. Als sie, statt in die Schule zu gehen, jeden Tag an sein Grab ging, um ihre Trauer irgendwie zu verarbeiten, hatte das harte Konsequenzen. Ihre Eltern entschieden, sie in ein Internat zu geben, damit sie der Großmutter nicht so zur Last fallen und lernen würde, sich an Regeln zu halten.

Als besonders verständnisvoll empfinde ich das nicht, aber Ulli sagt, ihre Mutter war nun mal eine sehr pragmatische Frau, die vor allem ihre Arbeit sehr geliebt hat. Und ihr Vater hat die Erziehungsentscheidungen immer der Mutter und den Großeltern überlassen, weil er noch viel weniger zur Stelle war als die Mutter. Von ihm hat sich Ulli allerdings immer sehr geliebt und auch verstanden gefühlt. Aber wirklich viel da waren beide Eltern für sie nicht. Die Großmutter war diejenige, die nach dem Tod des Großvaters in allen Lebenslagen für sie zur Stelle war, und sie wurde zum Glück sehr alt.

Doch erst mal wurde Ulli von ihr getrennt. In der Nähe der Großmutter in Rotterdam gab es keinen freien Internatsplatz, also musste sie nach Aachen an der holländischen Grenze in ein Klosterinternat.

Dort ging es zu, wie man sich das von so einem Ort wohl vorstellt. Ich selbst habe aufgrund meiner Erziehung und meinen Wurzeln wenig Berührungspunkte mit so etwas, kenne aber natürlich das eine oder andere aus irgendeinem Film oder Geschichten darüber. Und wie in einem schlechten Film läuft das Ganze dann auch für Ulli. Die Nonnen, die nach ihrer eigenen Auffassung mit Jesus verheiratet sind, gaben strenge Regeln vor. Die Bibel gabs zum Frühstück, Mittag und Abendessen, und wer nicht spurte, wurde hart bestraft, erzählt Ulli. Dass die Nonnen dabei selbst nicht nur sprichwörtlich Leichen im Keller hatten, ist eine Geschichte, die wie aus einem schlechten Roman klingt. Doch Ulli lügt nie, auch dazu wurde sie dort erzogen und hält sich bis heute daran.

Ulli und ihre Freundin waren neugierig geworden, als sie mitbekommen hatten, dass die Nonnen fast jede Nacht in den Katakomben unter dem Kloster verschwanden. Deshalb wollten die Mädchen herausfinden, was sie dort zu suchen hatten. Gesprochen haben die Nonnen jedenfalls nie darüber. Also stahl Ulli gemeinsam mit ihrer Freundin eines Nachts der Schwester Oberin die Schlüssel, um sich dort unten umzusehen. Dabei hat ihre Neugier sie Dinge herausfinden lassen, die sie so genau wahrscheinlich gar nicht wissen wollten. Durch den Keller führten lange Gänge bis nach Holland hinüber zu einem Mönchskloster. Die Nonnen trafen sich nachts also in den Katakomben mit den Mönchen. Und sie trieben es dort unten nicht nur, sondern brachen an diesem Ort auch ihre Schwangerschaften ab. Die zwei Mädchen stießen in den Gängen und Räumen auf die schockierenden Überreste davon.

Wow! Das klingt doch wie nicht echt, oder? Was macht man, wenn man so etwas herausgefunden hat. Wohin damit? Ulli und ihre Freundin waren damit jedenfalls in ein Geheimnis eingeweiht, das ihnen das Leben von da an ganz schön schwer machen sollte. Die beiden sind nämlich noch in derselben Nacht aufgeflogen, weil die Mönche sie in den Gängen erwischt hatten. Als sie den Nonnen übergeben wurden, konnten die sich wohl von vornherein darauf verlassen, dass niemand den Mädchen glauben würde, falls sie nicht für sich behalten sollten, was sie gesehen hatten. Sie schickten die Mädchen also ohne große Sorge als Strafe für ihren Ungehorsam mitten in der Schulwoche nach Hause. Als Ulli ihrer Mutter erzählte, was der wirkliche Grund für ihre Rückkehr war, lief es genauso, wie die Nonnen es sich gedacht hatten. Ulli kassierte erst mal eine ordentliche Ohrfeige und den Kommentar: «So etwas machen Nonnen nicht.» Als die frommen Schwestern sicher waren, dass den Mädchen niemand glaubte, durften sie das Internat sogar weiter besuchen. So hatten sie die Mädchen wenigstens in der Hand. Zum Beispiel verboten sie ihnen in den Ferien, wenn alle nach Hause gingen, das Internat zu verlassen. Sie mussten über Ostern und Weihnachten und all die freien Tage dort bleiben. Und auch sonst machten sie ihnen das Leben schwer, wo sie nur konnten. Zum Glück dauerte es nur noch drei Jahre, bis Ulli ihren Abschluss hatte und sie das Klosterinternat endlich verlassen konnte. Ihren Glauben, von dem sie vorher tief überzeugt war, hat Ulli in dieser Zeit auf der Strecke gelassen und sich dem Gegenteil zugewandt. Ein Grufti zu sein, war für sie damals also nicht nur eine Frage des Kleidungsstils.

Der gute Teil der Geschichte ist, dass es im Nachhinein doch noch zu Konsequenzen für die Nonnen gekommen ist. Ullis Vater glaubte ihr ihre Geschichte, als sie sie ihm anvertraute, und machte, nachdem sie Schule und Internat nach dem Abi verlassen hatte, alles öffentlich. Er konnte durchsetzen, dass das Internat geschlossen wurde und sorgte immerhin für einen Skandal.

Ihren ganz persönlichen Skandal erlebte Ulli dann gleich im Anschluss an ihren Schulabschluss. Auf ihrer Rückreise von Oxford, wo sie sich für ein Psychologie-Studium eingeschrieben hatte, sprach sie ein junger Mann an. Nachdem sie ihn zunächst zum Teufel geschickt hatte, ließ sie sich doch auf ihn ein, traf ihn wieder und wurde gleich beim ersten Mal schwanger von ihm. Oh Gott! Schlimmer gings damals nicht. Für ihre Mutter ein Grund, über sie herzufallen. Anfang der Siebziger war es noch ein Riesending, unehelich schwanger zu sein, und dann noch in dem Alter. Ulli war gerade mal neunzehn, also noch nicht volljährig, das war man zu der Zeit erst mit einundzwanzig. In vielen Dingen war ihre Mutter eigentlich eine sehr fortschrittliche Frau. Sie hatte ihr Leben lang gearbeitet und eigenes Geld verdient und war mit der Großmutter gemeinsam auf die Straße gegangen, um leidenschaftlich für mehr Frauenrechte zu kämpfen. Gleichzeitig war für sie immer maßgeblich gewesen, was die Leute, die Nachbarn und die Freunde dachten. Eine unehelich schwangere neunzehnjährige Tochter war auf jeden Fall schlecht für den Ruf, Frauenrechte hin oder her, erzählt Ulli. Die Mutter wäre sogar dazu bereit gewesen, das Kind als ihr eigenes auszugeben, aber eigentlich wollte sie, dass Ulli abtrieb. Später musste Ulli herausfinden, dass sowohl ihre Mutter als auch ihre Großmutter erst kurz vor der Geburt ihres ersten Kindes geheiratet hatten, also schon schwanger waren - um es mal auf den Punkt zu bringen. Ullis Geschichte setzte also in Wirklichkeit eine alte Familientradition fort. Das bewahrte sie aber leider nicht vor der Ablehnung ihrer Mutter. Ulli wollte auf keinen Fall abtreiben, und auch der Vater des Kindes wollte das nicht. Er stand eines Tages vor ihrer Tür am Haus der Großmutter in Rotterdam und sagte, er würde Ulli jetzt mitnehmen. Und sie ging mit ihm und hat es nie bereut. Wenn Ulli über ihren Mann Udo spricht, dann nur voller Liebe. Sie hatten eine gute Ehe und haben einander sehr geliebt. Immer, sagt Ulli. Udo war Auslandskorrespondent und deswegen viel unterwegs, das hat ihrer Ehe sehr gutgetan, meint sie. Für sie war es das perfekte Modell einer Beziehung, das ihr ja schon von ihren Eltern vorgelebt worden war.

Wer es möglich machte, dass sie trotz Schwangerschaft und Geburt ihr Studium der Psychologie durchziehen konnte, war ihre Großmutter. Sie zog mit Ulli und ihrem frisch gebackenen Ehemann nach Dortmund und unterstützte sie bei der Kindererziehung, auch als der zweite Sohn geboren wurde.

Ulli konnte durch die Unterstützung ihrer Großmutter nach sechs Jahren trotz zwei Schwangerschaften und Geburten ihren Abschluss machen. Eigentlich sollte sie zusätzlich noch den Doktortitel machen und Psychiaterin werden, so wollten es ihre Eltern. Auch wenn diese einen sehr alternativen Lebensweg gewählt hatten, gab es einige erfolgreiche Akademiker in der Familie, in deren Fußstapfen Ulli treten sollte. Als sie aber merkte, dass sie nicht in einer Psychiatrie arbeiten konnte, weil es ihr zu schwerfiel, sich abzugrenzen und sie die ganzen schweren und oft unheilbaren Fälle innerlich mit nach Hause nahm, entschied sie sich, in Zukunft als Psychologin zu arbeiten. Als Erstes bot ihr der Studienabschluss aber endlich die Freiheit, ihren Mann gemeinsam mit ihren zwei Söhnen auf seine Auslandsaufenthalte zu begleiten. Bis dahin hatten sie sich nur am Wochenende gesehen, wenn ihr Mann aus irgendwelchen fernen Ländern anreiste oder sie für ein paar Tage alleine oder mit den Kindern zu ihm stieß. Ein paar Jahre nutzten sie nun die Zeit, um gemeinsam als Familie in den Ländern zu leben, aus denen ihr Mann berichtete. So kam sie nach Indien, in die USA, nach Australien und Japan. Nach einigen Jahren entschieden sie sich dafür, dass Ulli mit den Kindern sesshaft werden sollte. Sie hatten sich oft anpassen müssen und sprachen mittlerweile mehrere Sprachen. Jetzt sollten sie zurück nach Deutschland und dort ein festes Zuhause haben. Ulli hatte in Dortmund immer sehr unter der schlechten Luft gelitten, und die Ärzte hatten ihr empfohlen, in der Nähe der See zu leben. Ihr Mann war grundsätzlich der Typ, der Nägel mit Köpfen machte. So schnell konnte sie gar nicht gucken, da besaßen sie ein Haus in Timmendorf am Meer, in das sie mit den Jungs einzog. Das Leben als Wochenendfamilie begann erneut. Nur in den Ferien waren sie mal länger zusammen.

So kam es, dass Ulli gerade mit den beiden Söhnen in Bagdad war, als dort 2003 der Krieg ausbrach. Ein wohl ziemlich traumatisierendes Erlebnis für sie alle. Ab dem Zeitpunkt hörte sie auf, die Kinder bei den Wochenendtreffen mit Udo mitzuschleppen. Sie wollten das nicht mehr.

Ulli hatte, als sie nach Timmendorf gezogen waren, eine Anstellung in der Jugendhaftanstalt in Lübeck angenommen. Sie arbeitete dort einige Jahre, bis sie nach der Geiselnahme, die sie in der Anstalt erleben musste, kündigte. Eigentlich mochte sie ihre Arbeit und die Jungs dort, aber nach dem, was ihr dort passiert war, konnte sie nicht mehr dahin zurück. Nach ihrem Bali-Aufenthalt begann sie ihren Job bei der Heilsarmee in Hamburg als Therapeutin und irgendwann auch als Streetworkerin. Aus dieser Zeit sind ihr, wie erwähnt, viele ihrer Klienten geblieben, die noch heute zu ihr kommen. Sie war und ist für viele dieser Menschen wie eine Mutter, von der sie sich Rat versprechen.

Im Jahr 2014 starb Ullis Mann Udo. Vier Jahre war er schwerkrank, und sie pflegte ihn neben ihrer Arbeit bei der Heilsarmee. Sie lebten mittlerweile zusammen in Hamburg.

Dass die beiden noch ein Paar waren und Ulli für ihren Mann sorgte, als es hart auf hart kam, war nicht selbstverständlich, finde ich. Zehn Jahre vorher wäre es nämlich fast zu einer Scheidung gekommen. Diese Geschichte erzählte Ulli bei unserer «Kummerkasten»-Fragestunde.

Sie musste annehmen, dass ihr Mann sie betrog, als ein junges Mädchen mit gepackten Koffern vor ihrer Haustür in Timmendorf stand und behauptete, sie würde jetzt hier einziehen. Ulli staunte nicht schlecht, machte Platz und zog nach Hamburg in eine Wohnung. Sie wollte die Scheidung einreichen, aber ihr Mann schwor ihr, dass er nie etwas von diesem Mädchen, seiner Praktikantin, gewollt hatte. Er ließ nicht locker und folgte ihr irgendwann sogar nach Hamburg. Ulli hat mir erzählt, dass jede Ehe durch dick und dünn gehe und dass man erst in solchen Situationen seine Liebe beweise.

Ich finde es sehr bewundernswert, dass sie so stark war. Denn natürlich verletzt es das Ego, wenn man meint, betrogen worden zu sein. Ulli hat ihren Mann nicht verlassen, sondern danach noch viele weitere Jahre mit ihm eine gute Beziehung auf Augenhöhe geführt.

Ihre eigene körperliche Leidensgeschichte ging direkt nach dem Tod ihres Mannes los. Sie wurde noch am Tag der Beerdigung in einen schlimmen Unfall mit einem Geisterfahrer verwickelt, der sie in den Rollstuhl manövrierte. Kaum hatte sie sich halbwegs davon erholt, wurde der Nierenkrebs und all die anderen Krankheiten, mit denen sie bis heute zu tun hat, festgestellt. Gegen sie kämpft sie seitdem mit all ihrem Willen und all ihrer Kraft, erfolgreich bis jetzt.

Mit ihren Söhnen hat Ulli sich leider schon vor vielen Jahren wegen der Krankheit ihres Mannes zerstritten und das kurz bevor sie selbst so krank wurde. Als es zu einem letzten Familientreffen in Rotterdam kam, wo sie sich jährlich zur Regatta trafen, war ihr Mann schon todkrank. Er hatte ihr jedoch verboten, mit ihren beiden Söhnen über seine Krankheit zu reden. Kurz danach starb er, ohne dass die beiden von seinem Zustand gewusst hatten. Das ist mittlerweile über zehn Jahre her, doch sie haben ihr das bis heute nicht verziehen. Sie waren nicht auf der Beerdigung ihres Vaters und haben nicht mitbekommen, wie es ihrer Mutter seitdem ergangen ist. Erst ganz langsam kommt es wieder zur Annäherung zwischen ihnen, wobei ihre Söhne in alle Winde zerstreut leben, der eine in Japan, der andere in England. Das ist bei ihrer Jugend, in der sie von einem Land zum anderen gezogen sind, auch kein Wunder. Ulli hofft sehr, dass sie noch Zeit haben wird, sich richtig mit ihren Kindern auszusöhnen, bevor sie stirbt. Sie nimmt an, dass das der Grund ist, warum sie noch nicht gehen kann. Oder dass ihr Mann eine andere hat da oben, sagt sie.

Sag, was bedeutet das eigentlich alles?

Wie man an der Lebensgeschichte von Ulli sieht, ist sie ein Phänomen. Da habe ich den Mund nicht zu voll genommen, denke ich. Vor allem durch den Umgang mit ihrer Krankheitsgeschichte ist sie so besonders. Wie sie damit lebt und die Tatsache, dass sie noch lebt, zeigt, wie ernst es ihr mit dem ist, was sie versucht weiterzugeben. Das ist gar nicht selbstverständlich. Denn manche Sachen lassen sich leicht sagen, vielleicht sogar verstehen, aber dann doch nicht so leicht leben. In dem Interview, das ich mit Ulli führte, hat mich deswegen besonders interessiert, wie sie das alles eigentlich genau meint mit der Selbstliebe, der Willenskraft und der Selbstheilung. Denn klappen tut es ja. Ich bin ihr Zeuge.

Liebe Ulli, seit vielen Jahren bist du sterbenskrank und solltest eigentlich längst tot sein.
Du sagst, dass es dein Wille ist, der dich leben lässt. Was meinst du damit eigentlich?
Ich habe meine Krankheiten. Die habe ich angenommen. Ich sage immer, sie gehören zu mir. Ich akzeptiere sie und versuche, das Beste daraus zu machen.

Und was heißt in so einem Fall, das Beste daraus zu machen?
Das heißt, ich denke nie negativ, sondern immer positiv. Das hilft mir, all das zu überstehen. Es aktiviert meine Selbstheilungskräfte.

Praktisch heißt das was?
Ich stehe jeden Morgen vor dem Spiegel und sage mir: «Ich bin gesund! Ich bin stark!» Und ich glaube mir das, deswegen funktioniert es.

Okay. Aber bis zu welchem Maß geht das? Wenn jemand todkrank ist, liegt es also an ihm selbst, ob er wirklich daran stirbt oder ob es erst mal nur eine Diagnose bleibt?
Ja, das glaube ich. Jeder hat es selbst in der Hand. Deswegen ist es auch nur schwer für mich zur ertragen, wenn ich in der Onkologie, wo ich wegen meines Nierenkrebses regelmäßig hinmuss, auf teils junge Leute treffe, die verzweifelt dasitzen und heulen, weil sie Krebs haben. Ihnen sage ich: «Nehmt das doch mal an und lebt damit und brecht hier nicht zusammen.»

Ja, die Antwort ist krass. Ich muss zugeben, ich wusste, dass sie das sagen wird, und wollte es sie trotzdem fragen. Diese Ansicht provoziert erst mal ganz schön. Aber da sie jemand ist, die das wirklich selbst lebt, kann man es viel besser annehmen, finde ich. Und vielleicht können das auch Menschen, die selbst krank sind, und es hilft ihnen.

Du würdest jetzt aber nicht behaupten, dass du nicht krank bist, weil du nicht krank sein willst, oder?
Nein, denn darum geht es nicht. Ich bin krank, aber ich sage mir jeden Tag, dass ich es nicht bin. Das aktiviert meine Selbstheilungskräfte. Dadurch habe ich meine Krankheit im Griff. Ich habe immer das Bild einer Flasche. Unser Körper ist wie ein Gefäß, und es kommt darauf an, womit wir es füllen. Ich möchte durch meinen Geist nur Gutes reinlassen. Das habe ich in Bali bei den Mönchen gelernt, und sie haben recht damit.

Was genau hast du in Bali gelernt?
Ich habe gelernt, mein Ich, mein Innerstes kennenzulernen. Ich habe dort meine eigene innere Stärke entdeckt und wirklich zu mir gefunden. Ich bin ich, und ich bin gut so, wie ich bin. Das heißt, ich habe dort gelernt, mich selbst zu lieben, so wie ich bin, mit allen meinen Fehlern. Sich selbst wirklich anzunehmen, so wie man ist, ist eine Riesenkraft.

Durch die Mönche hast du das verstanden?
Ja, genau. Das war am Anfang nicht einfach zu kapieren. Ich dachte auch erst, die spinnen. Aber sie haben recht. Ich habe verstanden, dass ich eine große innere Stärke habe.

Ein Mönch hat mir in einem Gespräch gesagt: «Was willst du, Mädchen? Dass dir das passiert, zeigt doch nur, dass Gott meint, du bist stark genug, so etwas auszuhalten.» Erst hab ich auch gedacht: Na, danke! Aber heute weiß ich, dass er recht hatte. Wenn du dich stark fühlst, hast du auch die Kraft und kannst bestimmen, was dich niedermacht und was nicht.
Mit diesem Blick konnte ich immer gestärkt durch alles durchgehen, was mir so passiert ist. Und mir ist noch viel passiert in meinem Leben.

Dann hat dir die Zeit ja auch für das Heute und den Umgang mit deiner Krankheit geholfen.
Ja, absolut. Deswegen stehe ich hier noch, entgegen allen Diagnosen der Ärzte.
Und auch aus Depressionen kommt man damit raus. Ich kenne das selbst. Wenn ich unter meinem Blutmangel leide, will ich manchmal nicht mehr und denke, ihr könnt mich alle mal, jetzt reichts. Aber wenn ich dann mein Innerstes wieder nach vorne hole und mir sage, Ulli, du schaffst das, dann ist das wieder weg.

Und wofür willst du es schaffen? Wofür lohnt es sich deiner Meinung nach zu leben?
Ich will es für andere schaffen. Ich will es schaffen, weil ich anderen Menschen noch helfen möchte. Also meinen Menschen, die immer noch bei mir sind. Denen muss ich beweisen, dass es anders geht. Ich hab noch Arbeit hier.

Was meinst du damit, «dass es anders geht»?
Wir müssen lernen, auf unser Herz zu hören und nicht nur auf unseren Verstand. Der Verstand macht viel verkehrt, aber das Herz nicht. Weil es aber nur ganz schwache Impulse setzt, hört keiner darauf, oder zumindest nur die wenigsten. Sonst würde es anders laufen in der Welt.

Das stimmt wohl. Wir verbinden das Herz ja auch immer mit der Liebe. Davon würde es dann vielleicht mehr geben.
Genau. Die Erkenntnis, die hinter all dem steht, ist: Wir müssen uns selbst lieben, damit wir davonkommen.

> Eigentlich hätte ich das Gespräch mit Ulli hier beenden müssen. Denn das ist so ein krasser Satz, dass man noch ein paar Jahre über ihn nachdenken könnte, so kommt es mir vor.
> Aber ich hatte noch Fragen, die mir wichtig waren.

Du arbeitest ja immer noch viel mit anderen Menschen. Mit manchen schon seit Jahren, fast Jahrzehnten. Hast du das Gefühl, dass sie die Botschaft verstehen, die du bei den Mönchen gelernt hast und weitergeben möchtest?
Na ja, bei manchen mehr, bei manchen weniger. Manche von der Straße haben es geschafft, wegzukommen und ein halbwegs normales Leben zu führen. Das ist ein Riesenerfolg. Sie haben etwas von der Botschaft verstanden, denke ich. Andere nicht. Die haben es nicht geschafft, aber wenigstens noch einmal gesagt bekommen, wie liebenswert sie sind und wie richtig mit all ihren Fehlern und ihrem Versagen. Das ist auch viel wert, auch wenn sie es nicht leben konnten.

Es gehört auch viel dazu, das wirklich anzunehmen. Die wenigsten von uns können das.
Und manche von meinen Menschen kommen noch zu mir, weil sie immer noch versuchen, das für sich anzunehmen, und wollen, dass ich ihnen dabei helfe. Irgendwas in ihnen ist wohl aufgewacht – wie so ein Funke, der übergesprungen ist.

Würdest du sagen, dass du es hinbekommst – ohne Zweifel daran?
Ja, ich denke schon. Meine Krankheiten sind für mich Prüfungen. Ob ich das wirklich richtig mache. Prüfungen auf Leben und Tod. Wie so vieles im Leben, wir verstehen es oft nur nicht.

Auch mit diesen Sätzen lässt sich das Interview sehr gut beenden, finde ich. Schon wieder was zum Nachdenken. Ulli hat eine so weise und starke Einstellung zum Leben und aus ihr spricht so viel Lebenserfahrung, dass es sich immer lohnt, ihr zuzuhören.

Ich bin überzeugt, dass nicht nur ich viel von ihr lernen kann. Ihre Haltung gibt so viel Mut, auch in verzweifelten Lebenslagen nicht aufzugeben. Oft reißen uns ja schon viel kleinere Dinge vom Hocker als das, was Ulli erleben musste. Wenn man sich Ullis Leben so vor Augen führt, scheint es wirklich aus lauter Prüfungen zu bestehen – und sie gibt einfach nicht auf. Dabei ist sie noch so lebensfroh und voller Liebe für andere Menschen.

Vielleicht muss man nicht alle ihre Auffassungen teilen, aber auf jeden Fall hat Ulli mit allem, was sie lebt und wie sie lebt, tiefen Respekt verdient.

Oma Edith

«Ich nehm das ernst, die hundert zu knacken»

Bei dieser beeindruckenden alten Dame muss ich erst mal etwas vorwegschicken. Oma Edith wird nicht von mir, sondern hauptsächlich von unserem lieben Yama betreut. Yama ist Teamleiter bei Pflege Smile und hat seinen eigenen Patientenstamm. Oma Edith betreut er schon seit 2022 und hat sie mit zu uns gebracht, als er Teil des Teams wurde.

Yama und Oma Edith sind so wie Oma Lotti und ich, deswegen will ich hier von den beiden erzählen. Die zwei sind ein Herz und eine Seele und bei all den anderen Patienten, die Yama betreut, verbindet ihn mit Oma Edith eine ganz besondere Beziehung. Er ist, wann immer sie ihn braucht, für sie da, rund um die Uhr und fast jeden Tag im Jahr. Für mich ist es ein schönes Beispiel dafür, dass auch andere Krankenpfleger, egal ob sie zu meinem Team gehören oder nicht, eine ähnliche Einstellung zu diesem Beruf haben und für die Menschen wirklich was verändern. Die ihren Job mit Liebe machen und vollen Einsatz bringen. Yama ist so jemand, und deshalb bin ich sehr froh, dass er Teil meines Teams geworden ist.

Ein anderer Grund hier von den beiden zu erzählen, ist, dass Oma Edith, wie viele wissen, seit 2024 auch einer unserer Social-Media-Stars ist. Dafür, dass ich sie kennenlernen durfte und sie mit in unseren Kreis aufnehmen konnte, hat sie mit ihren damals sechsundneunzig Jahren ganz allein gesorgt. Mittlerweile ist die Gute sogar siebenundneunzig Jahre alt. Sie hat Yama darauf angesprochen, dass diese Oma Lotti und all die anderen jetzt so berühmt seien, weil sie bei diesen Videos mitmachen würden und dass sie das auch wolle – sie sei außerdem noch um einiges älter als Lotti. Sie wusste selbstverständlich, dass Yama zu Pflege Smile gehört, aber woher wusste sie, dass es uns im Internet gibt? Die alte Dame wird wohl kaum einen Insta- oder TikTok-Account haben. Aber sie liest gerne Zeitschriften beziehungsweise macht gerne die Rätsel darin. Und dort hat sie immer wieder von uns gelesen. Sie hat die Artikel sogar ausgeschnitten und Yama für mich mitgegeben. Ich hätte sonst gar nicht mitbekommen, dass in so vielen Printmedien über uns berichtet wird. Yama hat mir irgendwann von ihrem Wunsch, bei uns mitzumachen, erzählt und auch davon, wie ungewöhnlich fit sie für ihr Alter ist und wie liebenswert. Ich war von der großen Neugier und Offenheit in ihrem Alter begeistert. Ich habe ja noch viele, viele andere Patienten, aber, wie man an meinen Beiträgen bei Social Media sehen kann, sind nur ein paar dazu bereit, bei den Videodrehs mitzumachen. Dass Oma Edith also von sich aus so viel Initiative gezeigt hat, ist wirklich besonders und war Grund genug für mich, sie treffen zu wollen. Also haben wir uns kennengelernt und schon bald gemeinsam mit Yama unsere ersten Videos gemacht. Oma Edith hat gleich bei ihrem Vorstellungsvideo nicht nur mein Herz, sondern auch das unserer Community erobert. Alle, die uns folgen, sind von ihr begeistert. In manchen Videos zeigen wir, wie sie backt – das macht sie nämlich richtig gern und wirklich verdammt gut, kann ich sagen, ich durfte ja probieren. Auch in den Videos kann man sehen, dass ein Profi am Werk ist. In einem anderen Post führt uns Oma Edith in ihren Garten, den sie immer noch selbst bestellt. Das allein ist schon unfassbar, wenn man sich vor Augen führt, wie alt diese Frau ist. Es wachsen dort je nach Jahreszeit von ihr angebaute Erbsen, Gurken, Kürbisse, Tomaten und noch vieles mehr. Manchmal stelle ich mir vor, einfach zu ihr zu gehen statt in den Supermarkt, wenn ich Gemüse brauche. Äpfel könnte ich dann auch gleich mitnehmen. Davon hat sie nämlich im Spätsommer Unmengen. In einem Video zeigt sie uns zig Wannen voll. Sie selbst hatte sie gepflückt und in ihre Küche geschleppt. Das ist doch verrückt, oder? Zumindest das Pflücken ist auch ein bisschen gefährlich in ihrem Alter, finde ich. «Ja, was soll ich machen. Die müssen ja runter», sagte sie, als ich sie vorsichtig darauf hingewiesen habe. Und ich weiß ja, dass es bei so was nichts nützt, den Leutchen ins Gewissen zu reden, also hab ich nichts mehr gesagt. All diese Äpfel wollte sie dann noch zu Apfelmus verarbeiten oder zu Saft pressen lassen. Ich bin überzeugt, sobald die Gartenarbeit losgeht, ist Oma Edith nie langweilig. Sie liebt sie über alles, sagt sie selbst.

Schade ist, dass sie damit wahrscheinlich nicht ganz so weitermachen können wird wie vorher. Im Herbst 2024, kurz vor ihrem siebenundneunzigsten Geburtstag, hatte sie nämlich einen Schlaganfall. Und nachdem es erst so ausgesehen hat, als würde sie sich super erholen, ist sie zwei Wochen später gestürzt. All das war auch der Grund, warum wir mit den Videodrehs erst mal eine lange Pause hatten. Oma Edith musste sich unbedingt erholen. Trotz allem war es wirklich unfassbar, wie gut sie beisammen war, als ich mit Yama gemeinsam bei ihr war. Bei einem Besuch haben wir sie an ihrem Geburtstag überrascht, das war noch vor dem Sturz. Sie saß da, knetete ihren Ball, um die rechte Hand zu trainieren, las die Post, die sie in Unmengen erhalten hatte, und war ganz zuversichtlich. Sie war so bewegt von unserem Besuch, den Blumen und der Post aus ganz Deutschland zu ihrem großen Tag, dass sie weinen musste. All die Glückwünsche und Genesungswünsche hatten sie so überwältigt, dass sie kaum sagen konnte, wie dankbar sie war. Das hat Yama und mich so gerührt, dass wir fast mitheulen mussten. Sie hat dann noch ein schönes altes Lied aus ihrer ostpreußischen Heimat in die Kamera gesungen und mir das Versprechen gegeben, ganz schnell gesund zu werden, damit wir im Dezember zusammen Plätzchen backen können. Leider kam es dann durch ihren Sturz anders. Trotz dieses Rückschlags ist die alte Dame unheimlich zäh geblieben. Grundsätzlich hatte sie sicher auch großes Glück, dass bei dem Schlaganfall keine Hirnregionen betroffen waren, die ihr Wahrnehmungs- und Sprachzentrum beeinträchtigt haben. Das kann ja auch anders sein. Aber genauso groß wie ihr Glück ist auch ihre Widerstandskraft, sich davon nicht unterkriegen zu lassen. Sobald es ihr irgendwie möglich war, begann sie, ihre Übungen zu machen, um das Gefühl in ihren Händen wiederzubekommen und neu stehen und gehen zu lernen.

Man merkt richtig, wie viel ihre neue Bekanntheit durch unsere Plattform mit ihrem enormen Lebenswillen zu tun hat. Schon nach ihren ersten Videos erkannten sie Leute in ihrer Umgebung wieder und sprachen sie darauf an. Die Frau an der Kasse beim Edeka genauso wie die Fußpflegerin. Ihre

Cousinen aus München und Peine haben sie durch die Videos das erste Mal seit zwanzig Jahren wieder zu Gesicht bekommen und gleich angerufen. Dick sei sie geworden, haben sie ihr wohl gesagt. Also bitte kann ich da nur sagen. Ich habe neben meiner Oma Lotti lange keine so hübsche Omi mehr gesehen. Und in meinem Beruf kommen mir doch so einige unter ☺. Nach dem Sturz erreichte sie dann noch mal ganz viel Post, sogar aus Schweden und Dänemark, um sie zu ermutigen und ihr gute Besserung zu wünschen. Sie konnte es wieder kaum fassen und war sichtlich gerührt. Edith ist ein wirklich ganz lieber und emotionaler Mensch, mit dem man fast immer auch ein Tränchen mit verdrücken muss. Das geht sicher nicht nur mir beim Anschauen der Videos so.

Also kein Wunder, dass Yama sie so gern hat und von Anfang an bereit war, sehr viel für Oma Edith zu investieren. Als sie damals zu ihm kam, war sie mit einem künstlichen Darmausgang frisch aus dem Krankenhaus entlassen worden. Das ist eine ganz schön heikle Angelegenheit und für das Personal im Krankenhaus viel zu aufwendig, um es dort zu betreuen. Yama brachte damals zum Glück viel Zeit mit, weil Oma Edith eine seiner ersten Patientinnen war. Ihr ging es damals wirklich dreckig mit Wunden und schlimmen Schmerzen. Der sogenannte Stoma kann eine furchtbar komplizierte und qualvolle Angelegenheiten sein, das kann ich sagen, ohne hier ins Detail gehen zu wollen. Für Oma Edith war es so schlimm, dass sie eigentlich gar nicht mehr leben wollte, als Yama sie kennenlernte. Er hat einen riesigen Ehrgeiz gezeigt und alles gegeben, um sie wieder aufzupäppeln und das nicht zuzulassen. Damals war er vier-, fünfmal am Tag bei ihr. Sogar mitten in der Nacht, wenn sie ihn anrief und sagte:

Ich habe Schmerzen. Dann ist er hingefahren und hat den Zugang gewechselt und sie versorgt, um ihre Schmerzen zu lindern. Es ist Yama gelungen, Oma Edith durch die intensive Versorgung und vor allem durch seine menschliche Zuwendung wieder voll ins Leben zurückzuholen, so wie wir sie aus den ersten Videos kennen.

Zum Glück kann man so ein Stoma irgendwann zurückoperieren, und ein normales Leben wird wieder möglich. So war es auch bei Oma Edith. In dieser harten Anfangsphase, die mehrere Monate andauerte, sind die zwei durch dick und dünn gegangen, und Yama ist für Oma Edith unentbehrlich geworden. Noch heute ist es so, dass sie, wenn er auch nur einen Tag nicht bei ihr vorbeischauen kann, ganz verändert auf ihn wirkt und es ihr nicht gut geht. Sie ruft ihn dann mehrmals am Tag an, um ihn alles Mögliche wissen zu lassen und zu fragen.

Ich kenne das ja nur zu gut mit meiner lieben Lotti. Es ist manchmal wirklich ein schwieriger Spagat, den man in unserer Situation machen muss, denn irgendwo und -wann muss und möchte man sein Privatleben, seine Familie und seine Freizeit unterbringen und weiß doch genau, wie sehr man von diesen Herzensmenschen vermisst wird. Und man vermisst sie ja auch, ganz aufrichtig. Ständig denke ich dann: Oh, ob es Lotti wohl gut geht ... Hoffentlich kommt sie klar ... usw. Trotzdem kann ich sie nicht mit in den Urlaub nehmen. Ein Wunder, dass meine Frau noch nicht darüber nachgedacht hat, mich zu verlassen wegen dieser anderen Dreiundneunzigjährigen in meinem Leben ☺. Meine Frau ist und bleibt dann doch, bei aller Liebe, die Beste. Und sie steckt ja mittendrin und leitet den Laden mit mir. Sie kennt meine

Konflikte zum Glück und kann sie verstehen. Ich hatte nach einem zweiwöchigen Urlaub vor lauter schlechtem Gewissen schon mal ernsthaft laut darüber nachgedacht, mit Oma Lotti einen Kurzurlaub zu machen, nachdem sie danach so am Boden zerstört gewesen ist, schlaflose Nächte gehabt hat und mich wirklich gar nicht mehr loslassen wollte. Man sah richtig, wie sehr sie gelitten hat in der Zeit, und es hat mir das Herz gebrochen. Aber natürlich ist das irgendwie nicht wirklich realisierbar. Unser Job ist so zeit- und arbeitsintensiv, dass das bisschen Zeit, das uns noch bleibt, den anderen Menschen gehören muss, die an unserer Seite sind.

Yama geht es mit Oma Edith genauso. Außer wenn er Urlaub macht, was selten genug vorkommt, ist er jeden Tag bei ihr. Nach der intensiven Anfangszeit, in der er mehrmals am Tag und wenn notwendig auch nachts bei ihr war, hatten sich seine Besuche auf zweimal am Tag eingependelt. Morgens und abends. Nach dem Schlaganfall war er dann wieder dreimal am Tag bei ihr. Sie wollte in keine Reha, weil sie doch so einen guten Pfleger hat, ließ sie die Ärzte wissen. Und da war auch nichts zu machen. Rührend, aber natürlich auch viel Einsatz und Verantwortung für Yama. Er hat jedoch natürlich sein Bestes gegeben. Grundsätzlich schaut er, dass er immer morgens als Erstes zu ihr geht, weil sie dann besser in den Tag kommt. Sie weiß, dass alles gut ist, wenn sie ihn einmal gesehen hat. In der Reha-Zeit kam er noch zwei weitere Male vorbei. Ihre einzige Tochter wohnt leider zu weit weg, um jeden Tag bei ihr sein zu können, aber sie machte sich anfangs einmal in der Woche auf den Weg, um nach ihr zu sehen und bei den Erledigungen zu helfen. So war Yama entlastet, und es ging Oma Edith schnell immer besser.

Donnerstag mit einkaufen zu gehen, war sonst, egal was war, Pflichtprogramm für sie. Selbst bei Schmerzen und offenen Wunden. Vor dem Schlaganfall hat sie ihn immer überredet, sie mitzunehmen. Er hat sie dann, so gut es ging, versorgt, um ihr das möglich zu machen. Sie zu Hause zu lassen, hätte er nicht übers Herz gebracht, sagt er. «Sie ist ja so eine Liebe und Süße. Man kann ihr halt auch nichts abschlagen.» Nach und nach hat sich Oma Edith von ihrem Schlaganfall erholt, das Stehen und Gehen neu gelernt, auch mithilfe von Physiotherapie, und war bald wieder fast die Alte. Die Donnerstagseinkäufe mit Yama waren dann auch wieder möglich.

«Ich nehm das ernst, die hundert zu knacken», hat sie mir noch an ihrem Geburtstag gesagt. Und Yama und ich trauen ihr das zu.

Oma Ediths bewegende Lebensgeschichte

Mit siebenundneunzig Jahren hat Oma Edith ein wirklich stattliches Alter. Sie ist 1928 geboren, also im Krieg groß geworden, und hat ihre Teenagerjahre in dieser Zeit verlebt und ihn mit teils schlimmen Erinnerungen überstanden, wie Oma Lotti. Auch sie hat vor dem Krieg in Preußen gelebt, allerdings in Ostpreußen in der Nähe von Königsberg. Omis aus Preußen sind wohl die Besten, scheint es mir, egal ob aus Ost oder West.

Preußen war, wie wir ja schon wissen, unter den Nazis Teil des Deutschen Reichs. Es blieb aber trotzdem lange von Bombardierungen verschont. 1941 gab es russische Angriffe auf Königsberg, heute Kaliningrad, dann war bis zum August 1944 Ruhe. Innerhalb von zwei Tagen und Nächten wurde die Stadt dann von den Briten fast dem Erdboden gleichgemacht. Edith hatte mit ihrer Familie in Saalfeld, dem heutigen Zalewo, gelebt und dort mit vierzehn das übliche Haushaltsjahr in einer Familie gemacht. Alle Mädchen mussten in diesem Alter die Schule beenden und lernen, wie man einen Haushalt führt. Das war Pflicht. Danach war sie dann ins circa hundertsechzig Kilometer entfernte Königsberg gekommen, um eine Stelle beim Fernamt anzutreten. Als Königsberg so massiv angegriffen wurde, war sie also dort. Und hat Furchtbares erlebt. Das Fernamt lag direkt neben dem Schloss, und Edith war im Dienst. Die Bomber hatten es auf den Stadtkern abgesehen. Am Ende des Tages waren er und mit ihm die beiden Gebäude nur noch Schutt und Asche. Viele Menschen wurden unter den Trümmern begraben. Auch die damals so junge Edith mit ihren sechzehn Jahren. Aber wir wissen zum Glück, dass sie wie durch ein Wunder überlebt hat und zu den Menschen gehörte, die geborgen werden konnten. Ihr Vater, der vor Ort gewesen ist und gebangt und gehofft und wahrscheinlich auch gebetet hat, dass man seine Tochter finden würde, nahm sie mit nach Hause. Verstört wie sie war, hätte sie den Weg nach Saalfeld nicht alleine antreten können. Relativ kurz danach, im Januar 1945, packte die gesamte Familie dann die Koffer und floh, wie so viele damals, vor den russischen Soldaten, die einmarschierten. Sie ließen ihr Haus und alles, was man nicht in eine Tasche packen konnte, zurück. Was Edith allerdings heute noch besitzt, ist der Ausweis fürs Fernamt, ohne den man das Gebäude nicht betreten durfte. Diese Erinnerung an ihr großes Glück im Unglück passte in die Rocktasche, und sie trug ihn ihr Leben lang mit sich.

Der Vater konnte bei der Familie sein, weil er schon im Ersten Weltkrieg gedient hatte und als Veteran galt. Doch in diesen letzten Kriegstagen wurden selbst die Männer, die bisher als zu alt, zu schwach oder auch als zu jung galten, eingezogen. Sie alle wurden für den sogenannten Volkssturm als Kanonenfutter an die vordersten Fronten eines bereits verlorenen Krieges geschickt. Auch Ediths Vater wurde auf der Flucht aus dem Zug gefischt, in den die Familie gestiegen war, um in den Westen zu flüchten, erzählt sie. Er wurde gezwungen, gegen die Russen anzutreten. Man gab der Familie keine Zeit, sich zu verabschieden, und sie alle wussten nicht, ob sie sich jemals wiedersehen würden. Die Wahrscheinlichkeit war nicht sehr hoch. Ihr Vater sollte mitten aufs Schlachtfeld, und der Rest der Familie, Edith, ihre Mutter und ihr neun Jahre jüngerer Bruder, mussten allein mitten durchs Kriegsgebiet, mit den Soldaten im Nacken. Mit dem Zug kamen sie nur bis Stettin, von wo es kein Weiterkommen mehr gab und man die restlichen hundertzwanzig Kilometer nach Berlin zu Fuß zurücklegen musste. In diese Richtung bewegte sich der gesamte Flüchtlingstreck aus Preußen.

Nachts suchten sie Schutz in leeren Häusern, aus denen andere schon geflüchtet waren, um sicher vor den Schüssen zu sein. Bei Dunkelheit auf den Straßen zu sein, war lebensgefährlich. Irgendwann, nach mehreren Tagen Fußmarsch durch Kälte und Schnee, erreichten sie ein Auffanglager in Bernau bei Berlin. Oma Edith kann sich nicht mehr genau daran erinnern, wie lang sie unterwegs gewesen waren. Sie weiß nur noch, dass es kalt in Berlin und nur langsam vorangegangen war. Dass die drei es gemeinsam so weit geschafft hatten, ist, wie es klingt, vor allem der unfassbaren Energie der jungen Edith zu verdanken, die ihre Familie zusammengehalten hat. Ihr Bruder war noch so jung und ihre Mutter plagte furchtbares Rheuma. Sie konnte nur unter großen Schmerzen und sehr langsam gehen. Irgendwann hatten sie ein Fahrrad gefunden, auf das sich die Mutter lehnen und der Bruder zwischendurch setzen konnte, und Edith stützte und schob es mit all ihrer Kraft die Gleise entlang. Das stelle ich mir verdammt mühsam vor.

In dem Auffanglager in Bernau blieben sie für den Rest des Winters. Als der Krieg im Frühjahr 1945 zu Ende ging, musste die Masse an Flüchtlingen und durch den Krieg obdachlos Gewordenen aufgeteilt und untergebracht werden. Edith, ihre Mutter und ihr Bruder kamen in ein Lager an der Grenze zu Dänemark in Klanxbüll. Diese Lager überlebte man nur, wenn man sich zu helfen wusste. Es war noch immer kalt und gab kaum Versorgung. Mitgenommen hatte man nur das Nötigste und davon war mittlerweile schon einiges auf der Strecke geblieben. Aber Edith wusste sich und ihre Familie mit ihren siebzehn Jahren zu versorgen. Sie hatte eine Freundin gefunden, mit der sie loszog, um irgendwie an Essen und Kleidung zu kommen. Sie haben Wolle von den Schafzäunen gepflückt und sich von einem dänischen Tischler ein Spinnrad zimmern lassen, um sie zu spinnen. Daraus haben sie warme Socken für sich und ihre Familien und einen kleinen Pullover für Ediths Bruder stricken können. Also, mal abgesehen davon, dass ich niemals solche Ideen hätte, würde mir absolut das Wissen fehlen, wie ich sie umsetzen sollte. Ich war wirklich ganz schön baff, als Oma Edith davon erzählte. Ob man so was wohl in einem DIY-Video lernen könnte? Ich glaube, wir alle wären ziemlich aufgeschmissen gewesen ...

Natürlich konnte man in der Situation auch nicht einfach in einen Supermarkt reinlaufen und die Lebensmittel, die man brauchte, holen. Die Versorgung lief über Lebensmittelkarten, die einem Essen zuordneten, das zum Leben zu wenig und zum Sterben zu viel war, erzählt Oma Edith. Also musste man sich selbst helfen. Manche Bauern waren großzügig und gaben den jungen Mädchen Stullen mit dick Butter drauf, wenn sie an ihre Türe klopften. Aber damit alle überlebten, die ihnen wichtig waren, mussten sie sich etwas einfallen lassen. Deswegen sammelten sie von den umliegenden Feldern die Ähren, die nach der Ernte liegen geblieben waren, und brachten sie zum Müller. Mit dem gemahlenen Mehl kamen sie stolz zu ihren Lieben. Das war damals mehr wert als Gold, vermute ich.

Ihr Bruder sagt noch heute zu Oma Edith, dass sie ihm damals das Leben gerettet hat. Nur dank ihr sei er nicht verhungert.

Eine Erinnerung, bei der Oma Edith sich unterbrechen und weinen musste, als sie davon erzählte, sodass ich ganz erschrocken war und dachte, jetzt kommt etwas ganz Schlimmes, ist so rührend, dass ich natürlich auch wieder ein Tränchen mitverdrücken musste. Ich verstand, was in diesen schweren Zeiten das Überleben sicherte - nämlich nicht nur Mehl und Wolle. Keine Frage, sie waren sehr wichtig. Aber auch andere Dinge waren es. Einmal sagte man Edith und ihrer Freundin, sie sollten unbedingt in den Dorfkrug kommen, dort gäbe es etwas zu sehen. Das war wohl der Gasthof im nächstgelegenen Ort. Als sie dort ankamen, stand da Heidi Kabel gemeinsam mit Bernhard Jakschtat, zwei damals sehr bekannte Theatermenschen und Sänger, und haben für die Leute Seemanns- und Hamburger Lieder gesungen. Das war Balsam auf ihren Seelen, sagt sie unter Tränen, und schon damals mussten sie furchtbar weinen.

Ein anderes unvergessliches Erlebnis war, als sie von Verwandten, zu denen sie Kontakt aufgenommen hatten, die unglaubliche Nachricht erhielten, dass der Vater überlebt hatte und in einem Lager in Hamburg-Harburg war. Auch er hatte sich bei den Verwandten gemeldet und gehofft, dass seine Familie ihn so finden könnte. Eine andere Möglichkeit gab es für Menschen, die kein Zuhause und keine feste Adresse mehr hatten, nicht.

Was für eine Nachricht! Hört man Oma Edith zu, wenn sie von ihrer Jugend erzählt, kommt man aus dem Staunen nicht mehr raus. Bei allem Unglück, das sie erlebt hat, hatte sie mit ihrer Familie doch auch so viel Glück.

Wenn ich über Ediths Geschichte nachdenke, geht es mir wie bei Lotti. Ich werde sehr dankbar für alles, was ich habe, und dafür, wie viel mir in meinem Leben erspart geblieben ist. Mir wird außerdem bewusst, was diese Generation alles mitmachen musste, ohne verschuldet zu haben, was geschehen war. Denn sie waren ja selbst noch Kinder und Jugendliche. Viele konnten das Schlimme, das sie erlebt hatten, ihr ganzes Leben lang verdrängen. So erzählt es auch Oma Edith. Es gab immer viel zu tun, und das Leben nahm seinen Lauf. Aber jetzt, wo diese Generation alt ist, sie nicht mehr «gebraucht» wird und viel mit ihren Gedanken und sich allein sein muss, quält sie die Erinnerung an all die schrecklichen Dinge immer wieder. Auch das erlebt Oma Edith so. Ich finde, diese Menschen haben es verdient, dass wir für sie da sind, uns um sie kümmern und ihnen zuhören. Ich mache oft die Erfahrung, dass es ihnen hilft, einfach nicht allein mit so schlimmen Gedanken sein zu müssen. Ihnen Gesellschaft zu leisten, ist nicht so schwierig, und man lernt noch etwas dabei. Also ich hätte zumindest all das nicht gewusst.

Nach dem Krieg wird die Geschichte von Oma Edith zum Glück sehr viel ruhiger. Für die damals mittlerweile Achtzehnjährige war das Schlimmste erst mal überstanden. Ihre Familie hatte wieder zusammengefunden, und sie alle hatten überlebt. Als man sie in die Pfalz schickte, um sich dort neu anzusiedeln, wie viele Flüchtlinge aus dem Osten, blieb Edith in Hamburg und suchte sich eine Stelle als Kindermädchen. Sie fand eine Anstellung bei einer Familie in der Isestraße. Die Frau war Balletttänzerin und brauchte jemanden für Haushalt und Kinderbetreuung. Edith blieb dort einige Jahre, lernte in Hamburg auch ihren Mann kennen und heiratete ihn mit sechsundzwanzig. Sie bekamen eine gemeinsame Tochter. Ihr Mann war viel unterwegs, weil er für das Institut für Physische Geographie arbeitete. Ich habe es so verstanden, dass er mit einem Forschungsschiff Meereslandschaften und -regionen, in seinem Fall vor allem der Nord- und Ostsee, erkundete. Das hat er wohl sein Leben lang gemacht. Stell ich mir auch schön vor. Zumindest das Unterwegssein. Seine Familie hat er dafür immer nur am Wochenende gesehen. Oma Edith ging es damit aber genau wie Ulli. Sie hatten wohl auch eine sehr gute und harmonische Ehe, und das Vermissen zwischendurch hätte ihnen sehr gutgetan, sagt sie.

Sie waren damals nach der Hochzeit nach Bergedorf zu den Eltern ihres Mannes gezogen und haben dort gemeinsam mit ihnen ein Haus bewohnt. Eigentlich hätte Edith so ein wenig Unterstützung bei Haushalt und Kinderversorgung durch die Großeltern gehabt. Allerdings wurde die Schwiegermutter schon bald nach der Geburt der Tochter demenzkrank und ein Pflegefall. Edith hatte hart mit der Belastung, die das bedeutete, zu kämpfen, erzählt sie. Da wurde ihr dann doch auch mal alles zu viel, und sie bekam eine Kur im Schwarzwald verordnet. Als die Schwiegereltern gestorben waren, musste Edith allerdings wieder gucken, wohin mit ihrer Energie. Erst mal wurde das Haus von oben bis unten renoviert, und dann nahm Edith eine Fließbandarbeit bei der Bäckerei im Dorf an. Der Mann verdiente zwar gut, aber es war ihr nur eine bestimmte Summe an Haushaltsgeld zugeteilt. So war das damals oft. Um der Tochter etwas gönnen zu können, wenn sie Wünsche hatte, wollte Edith kleines Geld dazuverdienen. Morgens um vier stand sie also auf, machte alles für die Tochter fertig, damit sie selbstständig zur Schule gehen konnte, und kam am späten Mittag gemeinsam mit ihr wieder nach Hause. Elf Jahre hat sie das neben Haushalt und Erziehung gemacht. Außerdem hatte sie noch ihren großen Garten, in dem sie viel und gerne gearbeitet und fast über das ganze Jahr Gemüse und Obst für die Familie angebaut hat. Davon bekamen auch die Nachbarn etwas ab, so viel war das. Die Nachbarschaft in Bergedorf war sehr eng. Alle Feste und Geburtstage feierte man zusammen, und man besuchte sich oft. Immer gerne mit etwas zu essen unterm Arm. Oma

Edith erzählt, dass sie Plattdeutsch untereinander gesprochen haben, was mittlerweile niemand mehr in der Gegend spricht, nur noch die Alten. Die sind mittlerweile alle verstorben, erzählt sie, und das ist sehr traurig. Die Gemeinschaft war eng, und Edith vermisst das Zusammensein. Nur sie lebt noch und ist «übrig», wie sie sagt. Ihr Mann ist vor mittlerweile mehr als zehn Jahren nach achtundfünfzig Jahren Ehe gestorben. Auch er erreichte ein stattliches Alter von einundneunzig, und Oma Edith hat ihn bis zum Tod gepflegt. Nach seiner Rente hatten sie sich eine Wohnung in Spanien gekauft und haben dort noch viel schöne Zeit zu zweit und auch mit ihrer Tochter, dem Schwiegersohn und den zwei Enkelkindern verbracht, an die sie gerne zurückdenkt. Sie erzählt, dass sie immer eine Sonnenanbeterin war und braun wie eine Kaffeebohne. Wenn alle sich in den Schatten verzogen, habe sie in der Sonne gebrutzelt. Und das Meer habe sie so geliebt. Schwimmen war immer schon Oma Ediths größte Leidenschaft. Nach dem Tod ihres Mannes hat sie die Wohnung in Spanien allerdings verkauft. Von da an musste der Pool im Garten in Bergedorf herhalten. Aber der ist mittlerweile auch schon seit vielen Jahren ausgelassen, weil er zu viel Arbeit machte und sie ihn nicht mehr nutzen konnte.

Was seit dem Schlaganfall immer noch und immer wieder ihr Herz erfreut, sind die Sonnenblumen, die an ihrer Hauswand und teilweise direkt vor ihrem Fenster wachsen. Eine war so hoch und groß, dass sie direkt zu ihr hereinsah und bis in den Oktober hinein für sie blühte. Von ihr nahm sie die Kerne und setzte sie im Frühling wieder in die Erde, sodass im Sommer wieder neue blühen. Und immer so weiter. So ist das mit dem Leben, sagt Oma Edith.

Sag, wie wird man eigentlich so alt?

Ich habe durch meinen Beruf ja mit vielen alten Menschen zu tun. Klar! Oma Edith ist aber trotzdem etwas sehr Besonderes. Sie ist kurz davor, die hundert zu knacken und, Schlaganfall hin oder her, außergewöhnlich fit. Da möchte man doch schon mal wissen, wie sie so gesund geblieben ist. Und das frage ich sie in meinem Interview. Das Gespräch hat dann am Ende noch einen anderen, sehr nachvollziehbaren Verlauf genommen. Denn so alt zu sein, ist nicht immer einfach.

Oma Edith, was ist das Geheimnis eines so langen Lebens? Du bist ja auch noch so erstaunlich fit. Bis vor Kurzem hast du noch fast alles selbst erledigt.
Ich habe mich immer viel bewegt. Ich bin immer sehr viel geschwommen. Jeden Tag, auch im Winter. Wir hatten ja einen Pool im Garten und Platten auf dem Dach, dadurch war das Wasser beheizt. Da habe ich jeden Morgen viele Bahnen gezogen. Auch später in Spanien. Dort bin ich auch immer ganz viel geschwommen. Das Meer, das hab ich immer besonders geliebt.
Meine Physiotherapeutin hat gesagt «mein Gott, sind Sie beweglich». Das kommt vom Schwimmen.

Und deine Ernährung? Hast du da auf Besonderes geachtet?
Nein, eigentlich nicht. Ich habe immer alles gegessen.

Keine Diäten oder so?
Nein, gar nichts. Man kann doch alles essen, aber in Maßen.

Auch Süßes hab ich gern gegessen. Und gern gebacken habe ich. Zitronen- und Käsekuchen besonders.

Und dann hattest du ja immer noch deinen Garten.
Ja, genau. Da hatte ich immer mein Gemüse und mein Obst her. Immer alles frisch und so gesund. Das ist das Beste. Aber eine Diät, nein, so was hab ich nie gemacht. Und der Garten war auch immer eine gute Arbeit für mich. Und so schön. Oh! Aus einem kleinen Samenkorn wächst so eine große Pflanze. Da zuzusehen, das ist Wahnsinn. Ein Wunder.

Was, würdest du sagen, ist das Geheimnis eines gelungenen Lebens?
Ich würde sagen, die Hoffnung. Man darf die Hoffnung nicht aufgeben, auch wenn es ganz, ganz düster aussieht. Das brauchen die Jungen auch. Man soll immer nach vorne gucken und hoffen. Das ist wichtig. So war das auch in meinem Leben.

Und was können die Jungen von den Alten lernen, glaubst du?
Vor allen Dingen Ordnung. In allen Bereichen. Alles liegt herum und alles ist voll und steht rum. Ordnung muss sein, das ist wichtig.

Ich glaube, Oma Edith sagt das deshalb, weil es etwas ist, das sie in ihrem Leben gerade akut sehr stört. Sie selbst kann nicht mehr so gut aufräumen, und es liegt viel um sie herum. Der Tisch ist voller Sachen, Kartons stehen in der Ecke, und die Wäsche hängt schon seit einer Woche getrocknet am Ständer, sagte sie, als ich sie fragte. Der Pflegedienst, auch Yama, hat keine Zeit dafür. Ihre Physiotherapeutin ist dafür natürlich gar nicht zuständig, und ihre Putzkraft kommt nur einmal die Woche. Das ist für sie gerade obenauf. Klar hab ich noch mal nachgehakt, ob sie bei ihrem bewegten, langen Leben nicht meint, sie hätte noch einen anderen guten Rat. Aber, nein, nein, sie blieb dabei. Ordnung fände sie am wichtigsten.

Was empfindest du als besonders schwierig, was Alt und Jung angeht und überhaupt, wie man so zusammenlebt?
Na, dass man immer so allein ist. Meine Freunde sind alle gestorben. Es sind alle weg. Jetzt habe ich so viel Zeit, aber die anderen haben keine. Ich hatte immer meine Landfrau, die kam vorbei, manchmal mit ihrem dementen Mann. Da hab ich dann Tee und Kuchen gemacht. Aber jetzt kommt die auch nicht mehr, weil ihr das alles zu viel ist. Versteh ich auch.

Gibt es nicht noch andere, die auf einen Besuch und ein bisschen Plauderei vorbeikommen?
Nein, sonst gibt es niemanden. Jetzt, wo meine Landfrau nicht mehr da ist, hab ich niemanden.
Meine Tochter, die ruft mich jeden Morgen an. Aber sie wohnt ja weiter weg und kann nicht so oft vorbeikommen. Ihr Mann hat sich jetzt auch noch was an der Hand getan. Da hat sie viel zu tun.

Ja, so ist das für viele Alte. Die Kinder sind nicht immer in der Nähe und können sich kümmern. Das ist oft auch sehr verständlich.

Und Yama. Der kommt aber vorbei.
Ja, Yama kommt immer, morgens schon ganz früh. Und kümmert sich um alles. Wirklich, ganz toll. Der ist immer für mich da. Ich kann ihn auch anrufen, wenn was ist. Dann krieg ich auch gleich Bescheid.
Aber der hat ja auch viel zu tun und seine Pläne, an die er sich halten muss. Und das verstehe ich auch sehr gut.

Du bist viel alleine und das ist nicht so einfach, nicht wahr?
Nein, wirklich nicht. Das ist nicht so schön. Ich lese immer die Zeitung, und ich gucke fern. Das macht mich aber sehr müde. Es strengt die Augen an. Ich gehe schon immer um acht ins Bett. Und die Nacht ist so lang. Um drei bin ich wieder wach und dann noch der ganze Tag.

So alt zu werden bedeutet also auch oft Einsamkeit?
Ja. Das ist so, das würde ich schon sagen. Jetzt, wo ich so alt bin und nicht mehr so viel machen kann, ist das schon so. Und alle anderen sind ja schon lange gestorben.

Oma Edith hat ihr Leben lang vor Energie nur so gestrotzt und tut es immer noch. Wenn man sie so erlebt, wie wach ihr Geist ist, wie schnell ihr Hirn noch arbeitet, kommt man aus dem Staunen nicht mehr raus und wünscht sich, dass auch viele andere noch was von dieser Energie abbekommen würden. Sie würde sicher gerne etwas davon weitergeben, wie wir ja wissen. Alle, die noch arbeiten, Familie, Kinder und Freunde haben, kennen das Phänomen, dass einem gefühlt die Zeit davonläuft und sich die Uhr zehnmal schneller dreht als für unsere Alten. Da tickt die Uhr sehr langsam, und die

Zeit will an manchen Tagen gar nicht vorbeigehen. Ich habe den Eindruck, dass ältere Menschen immer sehr viel Verständnis für unsere Situation haben, wenn man sich mit ihnen austauscht. Sie wissen selbst noch zu gut, wie es ist, alles unter einen Hut kriegen zu müssen und mit einem Hintern auf hundert Hochzeiten zu tanzen. Auch sie waren mal sehr beschäftigt und gebraucht. Ich denke, dass wir aber auch Verständnis für sie und ihre Einsamkeit haben müssen. Das fehlt uns manchmal, scheint es mir. Wir vergessen schnell, dass manche Dinge, mit denen wir uns beschäftigen können, die uns ablenken und uns zur Verfügung stehen, alten Menschen nicht mehr möglich sind, weil die Augen oder die Ohren oder der Körper an sich nicht mehr so mitmacht. Oma Edith erzählt das ja auch. Gesellschaft ist dagegen immer eine schöne Alternative und bereichernd für sie. Manchmal einfach nur bei einer Tasse Tee sitzen und ein wenig plaudern. Das muss ja nicht den halben Tag dauern. Ältere Menschen werden sowieso schnell müde und brauchen ihre Ruhe. Aber es ist schön für sie, jemanden um sich zu haben, es hält sie lebendig und nimmt ihnen das Gefühl von Einsamkeit. Wir sollten uns viel öfter die Zeit dafür nehmen. Wie sehr Oma Edith allein von dem Wissen gerührt ist, dass es so viele Menschen gibt, die sich für sie interessieren, und wie dankbar sie ist, dass sich so viele die Mühe machen, ihr zu schreiben, ist der beste Beweis, wie leicht man den Unterschied machen kann.

Die Community
Wir alle zusammen

Ich habe jetzt so viel von meinen Freunden erzählt. Ich denke, es ist klar geworden, was an ihnen so liebenswert ist. Alle meine sechs Stars sind was ganz Besonderes. Und ich bin sicher, es gibt noch Millionen Stars da draußen.

Allein in meinem Pflegedienst habe ich mit so vielen weiteren tollen Menschen zu tun, aber nicht alle wollen vor die Kamera. Ich weiß allerdings, wie super oder lustig oder interessant sie sind. Alle diese Menschen haben durch ihre Erfahrungen, ihr Alter, ihren Charakter so viel zu erzählen und weiterzugeben. Und es ist gar nichts Komisches daran, mit einer Oma befreundet zu sein oder mit einem bettlägerigen Mann. Zumindest wenn Freundschaft nicht bedeutet, dass man zusammen feiern gehen können muss. Und selbst das ist mit dem einen oder der anderen sogar drin, wie ihr wisst.

Wir bewegen uns alle immer innerhalb unserer Blase. Wir umgeben uns mit Leuten, die den gleichen Beruf haben, ein ähnliches Alter, Kinder oder keine Kinder haben – so wie wir und am besten auch noch unsere Meinung teilen. Dann kann nichts mehr schiefgehen, und wir fühlen uns wohl. Komfortzone nennt man das. Was dabei allerdings schiefläuft, ist, dass Anderssein nicht mehr drin ist. Dabei ist es so bereichernd, mal was anderes in unser Leben reinzulassen statt immer nur das, was wir eh schon kennen. Mal Menschen treffen, die anders ticken als wir, vielleicht allein schon, weil sie älter sind und deswegen nicht mehr über ihren Job reden, oder weil sie krank sind und deswegen nicht von ihrer letzten Partynacht. Sie haben ganz bestimmt andere Themen, aber sie hören sicher auch richtig gerne zu, was wir von unserem prallen, schnellen Leben zu berichten haben. Es ist ein wirklich kostbarer und toller Austausch. So erlebe ich das jeden Tag mit meinen Freunden, von denen ich erzählt habe und die so viele über Social Media kennen.

Unsere Community ist der beste Beweis dafür, dass das Interesse an den Menschen, die sonst oft ungesehen in ihren vier Wänden sitzen, sehr groß ist. Es sind so viele, die jeden Tag gucken, wie es Oma Lotti oder Heiko geht. Die fragen, wenn sie länger nichts von Barbara gehört haben, und die mich bitten, zu Thorsten zu fahren, wenn ich eine Zeit lang nichts mehr gepostet habe. Die wissen wollen, was Ulli zu ihren Lebensthemen zu sagen hat, und die sich hinsetzen und allerliebste Briefe und Karten schreiben, wenn sie mitbekommen, dass es Oma Edith nicht gut geht. Und auch die anderen fünf haben von unseren Freunden schon so oft Post und Geschenke bekommen und dadurch immer wieder große Freude erlebt.

Die Community ist für jeden einzelnen unserer sechs Freunde so wichtig geworden. Sie alle blühen auf, nehmen wieder mehr am Leben teil und zeigen sich – wenn auch wie Barbara nicht mit ihrem Gesicht. Feedback und Interesse zu bekommen, dafür wie sie sind, was sie machen und was sie sagen, ist für sie einfach ein Lebensgefühl, also im Sinne des Wortes ein Gefühl zum Leben. Es geht dabei nicht um Selbstdarstellung, auch wenn es ihnen Spaß macht, sich zu zeigen, sondern darum, gesehen und gehört zu werden und Anteil am Leben da draußen zu haben. Das ist nämlich etwas, was einem im Alter oder wenn man krank ist schnell mal wegrutscht.

Durch die unzähligen Kommentare zu unseren Posts kommen die Follower zu ihnen ins Wohnzimmer, an ihre Betten und in ihre Küchen und nehmen aufrichtig Anteil an ihrem Leben. Die Nachrichten und auch die echte Post, die immer wieder bei uns reinflattert, sind unfassbar wertschätzend, lieb und aufrichtig interessiert an unseren sechs – und auch an mir und meiner Arbeit. Das ist eine so schöne und wichtige Erfahrung für uns alle, und andersherum ist es sicherlich für unsere Community genauso toll, an dem Leben dieser Menschen, die wir zeigen, teilzuhaben. Das spiegeln uns zumindest die Nachrichten, die uns jeden Tag erreichen.

Es fällt mir gar nicht so leicht, zum Ausdruck zu bringen, wie dankbar ich für diese vielen Menschen bin, die meine Arbeit unterstützen und wertschätzen und meine Freunde zu Stars gemacht haben. Ich habe es einmal mit einem Post versucht, so zu sagen:

> Ich muss euch einfach mal etwas sagen – und vor allem möchte ich *Danke* sagen. Ehrlich gesagt, manchmal ist es gar nicht so leicht, alles unter einen Hut zu bekommen. Meine Familie, meine Arbeit und natürlich auch meine andere Familie – Oma Lotti, Heiko, Thorsten … Ihr wisst, wen ich meine.
>
> Aber eins ist sicher: Ich bekomme unglaublich viel zurück. Zu sehen, wie sich alle entwickeln, erfüllt mich mit so viel Glück und Stolz. Dafür bin ich unendlich dankbar. Und genauso

dankbar bin ich für euch – für eure Unterstützung, eure Nachrichten, eure Kommentare. Ich schwöre, jedes Mal, wenn ich Zeit finde, lese ich mir alles durch! Ihr seid einfach großartig. Eine Community, die besser nicht sein könnte.

Und da spreche ich nicht nur für mich, sondern auch für Heiko, Oma Lotti, Barbara, Thorsten, Ulli und Oma Edith. Gerade im Alter oder bei Krankheit denkt man oft, dass es nur noch bergab geht. Aber durch euch haben alle wieder Freude und neues Selbstbewusstsein gefunden. Das ist unbezahlbar.

Ich wollte das einfach mal loswerden. Danke, dass es euch gibt.

Für alle, die Teil davon sind: Jetzt habt ihr es schwarz auf weiß. ♡

Noch eine großartige Sache an dem Ganzen: Die Community ist der Motor dafür, dass unsere Alten und Kranken in der Öffentlichkeit Aufmerksamkeit bekommen. Die Rechnung ist ganz einfach – ohne ihre Beteiligung und ihr Interesse würde das niemals geschehen. Über eine halbe Million Menschen, die uns folgen, kommentieren, teilhaben und mitmachen, wenn es um etwas geht, sind kein Klacks. Sie verändern wirklich etwas. Wir alle zusammen verändern etwas. Das ist eine unschlagbare Erfahrung.

Ich meine, wie krass, weil wirklich Tausende unserer Fans an Sido geschrieben und uns verlinkt haben, hat er sich bei Heiko gemeldet und mit ihm einen Videocall gehabt. Sido ist ein Riesenidol für Heiko, und ich würde sagen, der spricht nicht mit jedem. Aber uns folgt er, und für Heiko hat er sich

Zeit genommen. Das zeigt nicht nur, dass Sido ein Mann mit großem Herzen ist. Ein Sido, der sich mit Heiko zeigt, verändert damit auch etwas bei seinen Millionen Fans. Er macht Menschen wie Heiko für sie sichtbar und gibt ihnen möglicherweise einen anderen Blick auf Kranke und Menschen mit Behinderung. Die Rapper-Welt schmückt sich ja sonst eher mit Geld, Schönheit und Sexyness. Jemand wie Heiko und sein Pfleger sind sonst eher nicht Teil davon. Aber durch die Unterstützung der Community hat Sido uns in seine Welt reingelassen – und das macht was! Davon bin ich überzeugt. Ein weiterer Beweis dafür, wie sichtbar wir sind, weil unsere Community so stark ist, ist Heikos Goldene Karte von McDonald's. Die Leute aus der McDonald's Social-Media-Abteilung lieben uns, und Heiko liebt Nuggets von Mecces. Unser Kanal hat die beiden zusammengebracht. Das ist Gold wert und eine Goldene Karte! Heikos größter Wunsch ist, das neue Gesicht von McDonald's zu werden. Das wäre was, Leute!

Dann die Sache mit Xiaomi, mit denen Heiko und ich einen Werbespot zu ihrem neusten Handy gedreht haben. Mal abgesehen davon, dass es total spannend für uns beide war, bei einem Dreh mitzumachen, ist es doch echt was Neues, einen Menschen mit Behinderung im Spot für so ein Gerät zu sehen. Außerdem stimmt es, dass KI-gesteuerte Geräte einem in einer Situation wie Heikos wirklich das Leben erleichtern.

Und was, glaube ich, wirklich ganz Deutschland gesehen hat, ist Oma Lotti als offizielle Verkünderin eines Spielers des Kaders der Nationalmannschaft. Sie trägt ein T-Shirt der Mannschaft, bedruckt mit ihrem Namen und ihrem stattlichen Alter von dreiundneunzig Jahren und öffnet eine Tortenschachtel mit dem Bild von Jonathan Tah darauf. Von da an wussten alle, dass er dabei sein wird. Nur Oma Lotti dachte, ich sei das auf dem Bild - zum Glück nicht, sag ich nur, damit hätte ich die Heim-EM sicherlich auch nicht gerettet. Dieses Video hat so ziemlich jeder gesehen, der sich für Fußball interessiert, und viele Menschen, die sich nichts aus Fußball machen, auch. Jedes Mal macht der DFB ein großes Geheimnis, wer im Kader der WM oder EM spielen darf, und es wird dann scheibchenweise über Prominente und Medien verkündet. Der DFB hat mich damals direkt kontaktiert und gefragt, ob ich mit Oma Lotti so eine Verkündigung übernehmen möchte, weil deren Social-Media-Abteilung uns voll feiern würde und Pflege so ein wichtiges Thema in Deutschland sei. Eine dreiundneunzigjährige Oma und ihr Pfleger geben dem deutschen Fußball also ein Gesicht. Ein Sport, der mit Jugend, Ausdauer und Gesundheit in Verbindung gebracht wird und bei dem man sich mit Anfang dreißig dringend nach was Neuem umschauen muss. Ich war mit Oma Lotti über eine Woche Gesprächsthema in der Presse und den Sportschauen. Das hat mich wirklich ganz schön stolz gemacht - kann man sich, glaube ich, vorstellen.

Die Gesellschaft interessiert sich sonst eher wenig für Alte und Kranke. Sie finden im Alltag kaum statt. Für sie gibt es Heime, in denen sie betreut werden, oder Pflegedienste, die sich kümmern, sodass sie still und zurückgezogen leben und relativ unbemerkt hinter ihren vier Wänden bleiben. Sie haben keine Lobby, und wenn, redet man von ihnen nur als Problem oder sobald es um den Pflegenotstand geht. Die Aufmerksamkeit, die Alte, Kranke und Pflege durch solche Aktionen bekommen, ist endlich eine positive und eine, die stark ist. Solche Videos zeigen, wie lustig diese Menschen sind, wie herzlich, weise und immer noch lebenshungrig. Wie speziell und manchmal anders und gerade deswegen eine Bereicherung.

Unsere Community weiß das längst und bringt das mit ihrer Teilhabe und ihrem Interesse nach vorne. Ohne sie, ohne euch, gäbe es uns in der Form nicht in der Öffentlichkeit. Ich bin davon überzeugt, dass diese Aufmerksamkeit etwas verändert, nicht nur für meine sechs Freunde, sondern auch in unserer Gesellschaft allgemein. Deswegen werde ich auch nicht so schnell aufhören, Videos für meine Plattform zu drehen. Als Werbung für meinen Pflegedienst müsste ich das schon lange nicht mehr machen. Aber dafür, dass man diese Menschen, die unseren Respekt, unsere Hilfe und auch ein wenig von unserer Zeit verdient haben, weiterhin sieht und mitkriegt, mache ich das. Es gibt mittlerweile ganz schön viele, die sich wegen unserer Social-Media-Plattform für den Pflegeberuf entschieden haben. Sie haben mir geschrieben, es teilweise in Kommentaren gepostet, und manche hatten sogar die Möglichkeit, sich direkt bei uns zu bewerben und Teil unseres Teams zu werden, wie ich erzählt habe. Für andere ist es sicher ein Anstoß dafür, sich ehrenamtlich in der Seniorenbetreuung zu engagieren. Es gibt viele Stellen von Kirchen und Diakonie zum Beispiel, die Seniorenbesuche und Kontakte vermitteln. Und es gibt sicher noch viele Oma Lottis und Ediths und Ullis und Barbaras und Thorstens und Heikos da draußen. Also gut, nicht ganz, die sind schon sehr einzigartig. Aber andere tolle Einzigartige, die sich über Austausch und Kontakt freuen.

Oma Lotti kann man einfach nur lieben. ♡

Oh mein Gott, Heiko ist einfach so positiv und hat so einen trockenen Humor!! Großartig 😍

Wahnsinn, man muss sie einfach nur toll finden. Ich mag ihre Art und Weise. Sie denkt es nicht nur, sie spricht es auch frei aus. Barbara, ich finde dich toll. ♡

So eine Omi wie Oma Edith habe ich mir immer gewünscht 😍😍😍😍

Die Habibi-Gang ... ihr seid ein Segen! Thorsten ♡

Eine WG für Edith und Lotti 🙏😂

Du bist ein Engel mit Bart, Rashid!! 🥰

Ohne Witz! ♡♡♡ Ulli ist super! So eine wunderbare Frau. Mit ihr würde ich mich gerne mal unterhalten. Ich schicke eine liebe Umarmung

Thorsten ist ein Herzensmensch ♡♡♡♡♡ einfach immer lieb und toll und mega emphatisch. Herzliche Grüße an ihn

Diese Videos mit Oma Lotti zaubern mir jedes Mal ein Lächeln ins Gesicht ♡

Liebe Barbara, bleib, wie du bist. Das Leben lebt sich eben schöner, wenn man drauf scheißt, was andere denken, und man einfach authentisch lebt. Liebe eure Gespräche. Weiter so. 😀😍👏

Oma Lotti, einer der wenigen Gründe, warum Instagram auch schön sein kann ♡

Was für ein toller Mensch! Danke für dieses Video mit Ulli, Rashid

Danke schön, Heiko, ich sag's ganz frech. Du hast mich heute wieder auf Spur gebracht 😘

Oma Edith, von Herzen von mir das Allerallerbeste 💐💐💐

Was für eine taffe Generation das doch ist!
Diese Frauen haut gar nichts um 🙏💋

Die Welt braucht noch viel mehr Rashidssssss!!! ♡♡
Toll, was du machst!!!! 🙌👍

Rashid Hamid
Ein Herz und eine Pflege
Vom Glück, für andere da zu sein

Rashid Hamid führt seinen Hamburger Pflegedienst mit viel Einsatz und Liebe. Die Begegnungen mit hilfebedürftigen Menschen zaubern ihm ein Lächeln ins Gesicht. Auch wenn der Pflege-Alltag manchmal mühsam sein kann, Rashid würde sich immer wieder für diesen Beruf entscheiden. In seinem Buch erzählt er, wie er zum Pfleger geworden ist und warum er seinen Job so liebt.

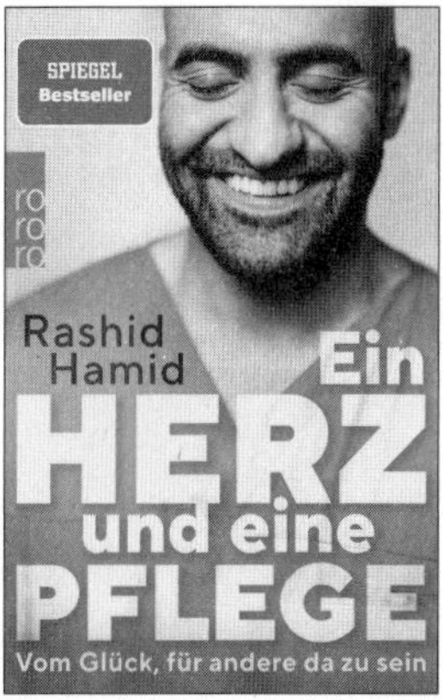

176 Seiten

«Ich lerne von meinen Patienten und der Job ist abwechslungsreich, super vielseitig – man kann in Altenheimen, Pflegeheimen, auf der Intensivstation im Krankenhaus arbeiten, Leute in der ambulanten Pflege zu Hause pflegen, in der Psychiatrie oder JVA oder in der Reha arbeiten. Man kann sich weiterbilden, zum Wundexperten oder zum Pflegedienstanleiter oder sich selbstständig machen. Man spricht mit den Patienten, den Angehörigen, den Ärzten. Ich finde, man sollte zeigen, was der Beruf kann und einem alles bietet. Pflege ist wertvoll und kann wirklich viel. Er kann einen zu einem besseren Menschen machen, auch wenn das doof klingt oder übertrieben. Aber so ist es!» Rashid Hamid

Weitere Informationen finden Sie unter **rowohlt.de**